＼教えて美穂先生！／

50歳からのこころとからだ

産婦人科医　高尾美穂

ビジネス社

はじめに

更年期を終えたあとの年代を、皆さんだったら何と呼びますか？

医学の教科書的には「老年期」と記載されていることが多いかと思います。更年期の荒波をやり過ごした皆さんにとって、老年期、と言われても、きっとピンとこないですよね、そんなに老けてないし。そう思うはず。

更年期、そのあとは老年期、と名前が付けられた頃、日本では平均寿命がそこまで長くなく、生命維持に直結するもっと大きな健康課題が幾つもあったために、閉経を迎える〜迎えた前後の世代の女性の健康課題になんて、目を向けられる余裕はまだまだありませんでした。そして、更年期以降、そこまでの年数を生きることもなく寿命を迎えていたからこそ、老年期、というまさに人生終盤というネーミングで呼ばれ、その時期に起こりうる不調について、課題として取り上げられもしなかったわけです。

生活習慣病、および喫煙や飲酒による疾病リスク、その先に起きる心血管疾患、がん、メンタル疾患と、順々に対策方法が確立され、社会でも予防法や生活習慣の見直しが共通認識となって、やっと、女性の健康課題を取りあげることができるようになった今、を迎えました。

女性が、生理に伴う課題から解放され、妊娠、出産、子育てからもようやく解放され、もしかすると親の介護からも解放され、時間とエネルギーを注ぐ先を自由に選べる年代、それがまさに50歳からの人生だと思います。

自分がしたかったことを、自分で選べるときがやっと来た。そんな待ちに待ったタイミングに、からだがまあまあ元気で、こころもまあまあ調子よくいたくないですか？

私たちの人生を決めるのは自分自身であるのと同じように、私たちの調子がいいからだを手に入れるのは、まぎれもなく自分自身です。調子がよい状態を手に入れることを諦めない。そんな女性が増えることを願っています。

50歳からの人生を何と呼ぶか？
私たち自身が自分で決めていいんです。みんなで、それぞれが好きな呼び方をしてみませんか？　私だったら何て呼ぶかな。解放期、とかどうかしら。

高尾美穂

２０２４年初夏

目次

第1章

女性ホルモンを知れば、閉経以降の注意ポイントがわかる

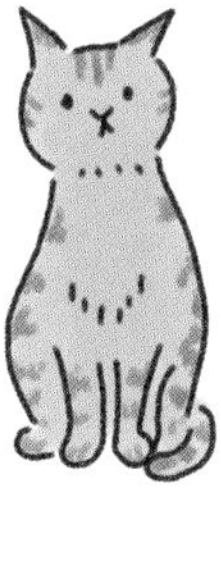

女性ホルモンについてのおさらい

女性のからだは、女性ホルモンの影響を強く受けています。まずは女性ホルモンについて、おさらいしてみましょう。

女性特有の臓器である卵巣が分泌するホルモンには、エストロゲン（卵胞ホルモン）とプロゲステロン（黄体ホルモン）の2種類があり、妊娠・出産や女性らしいからだを作るために働きます。一般に女性ホルモンというと、エストロゲンを指すことが多いです。

10歳ぐらいで卵巣が成熟すると、エストロゲンの分泌量が急増します。ここで生理が始まり、20～30代には分泌量のピークを迎え、40代後半には急激に減少していきます。

エストロゲンには、以下の3種類があります。

エストロゲンの分泌量の変化

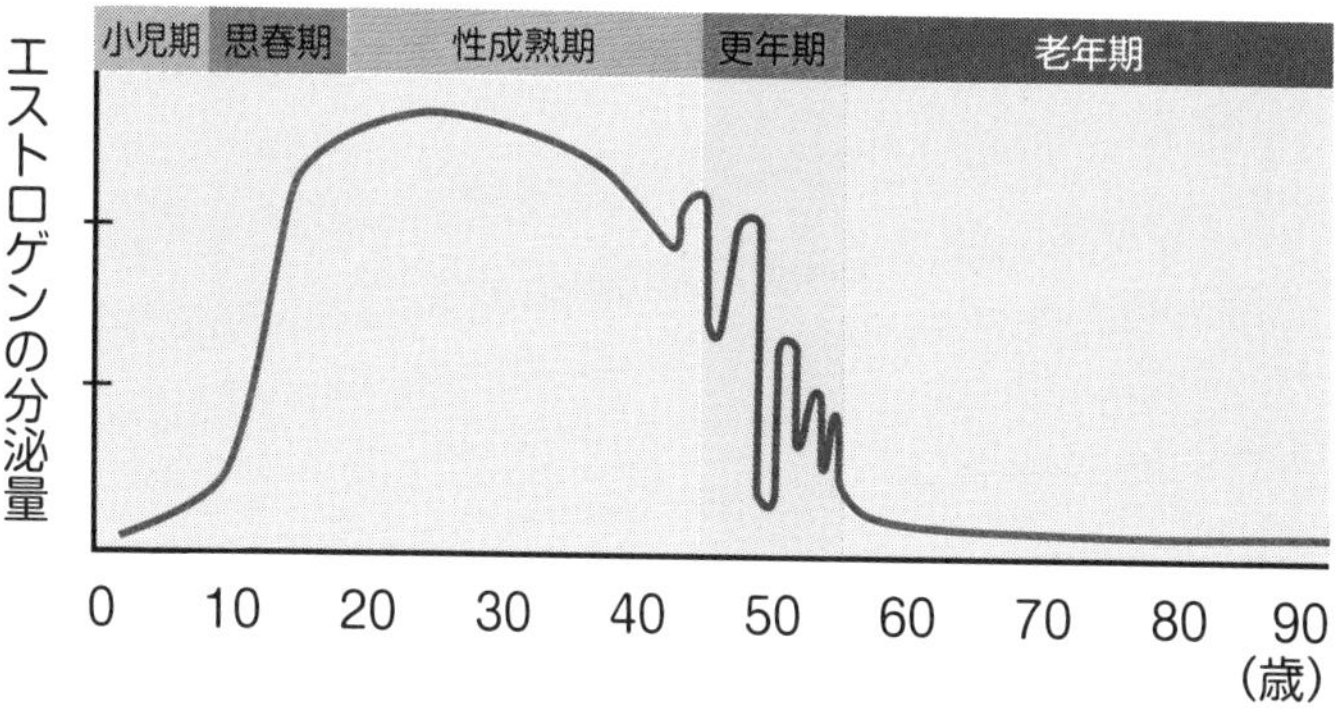

・**エストロン(E1)**:脂肪組織や副腎などで局所的に作られて、限定された場所に作用します。閉経後のエストロゲンはこれのみになります。体内の脂肪量が多いことでエストロン量が多くなると、脂肪依存性の乳がんのリスクが高まります。

・**エストラジオール(E2)**:卵巣で作られる最も強い作用を持つホルモンで、全身に作用します。閉経後は作られません。エストロゲンというと、この卵巣で作られるエストロゲンを指すことが多いです。

・**エストリオール（E3）**：妊娠中だけ作られるエストロゲンで、E1とE2から変換されて作られます。

詳しくは後で紹介しますが、エストロゲンは、排卵、生理を起こして妊娠のための子宮環境を整える以外に、男女問わず、骨、筋肉、血管、皮膚（厚さ・弾力性、コラーゲン、ヒアルロン酸、水分の保持）、肝臓のコレステロールの代謝調節、すい臓のインスリン分泌調節、脳の認知機能など、全身に作用します。

エストロゲンの分泌量がピークを迎えた後に排卵が起こります。排卵は妊娠できるチャンスで、赤ちゃんのために準備したベッドである子宮の内膜を準備します。妊娠しなかったときにそのベッドを手放して排出するのが、生理です。

一方、黄体ホルモンには、子宮を妊娠しやすい状態に整え、妊娠後は妊娠状態を安定して維持する役割などがあります。卵巣の機能が低下してエストロゲンが減少してくる頃には、黄体ホルモンも分泌されなくなります。

その他、女性ホルモン関連では、以下のホルモンがあります。

・**性腺刺激ホルモン放出ホルモン**：下垂体を刺激して、性腺刺激ホルモンの卵胞刺激ホルモン（ＦＳＨ）と黄体形成ホルモン（ＬＨ）の分泌を促します。
・**卵胞刺激ホルモン（ＦＳＨ）**：卵巣を刺激してエストロゲンの分泌を促します。
・**黄体形成ホルモン（ＬＨ）**：卵巣を刺激して黄体ホルモンの分泌を促します。
・**オキシトシン**：分娩や出産後の乳汁の分泌を促します。
・**プロラクチン（乳汁分泌ホルモン）**：乳汁の産生を促します。

女性ホルモンに守られてきた生活を振り返る

女性の人生は、女性ホルモン（エストロゲン）の分泌量の変動で区切って見ることができます。

生理が始まる10歳頃から閉経する50歳頃までの前半期が「エストロゲンのある40年」、閉経後の50歳頃から人生を終える90歳頃までの後半期が「エストロゲンのない40年」です。

それでは、生理がくる前からさかのぼって見てみましょう。

前半期以前は「小児期」で、多くの方は次の「思春期」にからだの変化を経験して、初潮を迎えます。

男女の、生物学的な形態学上の差異の総称を「性徴」と言いますが、第1次性徴は、パッと見てわかる男の子と女の子の違い。生まれてすぐに外性器を見て、男の子か女の子かを判断します。

第2次性徴では、外性器を見なくても男の子、女の子と言い当てられるくらい、か

女性の人生をホルモンで分けると

(前半期)10〜50 歳頃	50歳頃	(後半期)50〜90 歳頃
エストロゲンのある 40 年	**閉 経**	**エストロゲンのない 40 年**

小児期　思春期　性成熟期　更年期　老年期

らだつきが変わります。男の子であれば、肩幅が広く、腰幅が狭く、筋肉質になります。女の子であれば、おっぱいが膨らみ、丸みのある脂肪質のからだつきになり、初潮がきます。初めての生理がくるということは、からだつきの変化を迎え、卵巣が働き始めて、エストロゲンという女性ホルモンを分泌できるようになったという、からだからのサインなのです。

そして、エストロゲンの分泌量が安定し、生理が毎月順調にくる性成熟期には、生理にまつわる悩みが始まります。生理に揺さぶられる生活の始まりです。

生理前に起きる月経前症候群（ＰＭＳ）、生理痛、妊娠したいと思ってもなかなか妊娠できない、思いがけないタイミングで妊娠……。妊娠、子育てと仕事の両立の問題も、この世代の悩みの一つです。

そして、やっと子どもが独立して仕事も自分でコントロールできるようになってきたかと思ったら、今度は更年期に突入。生理不順になり、更年期の不調、加齢による心身の変化が現れてきます。エストロゲンの減少によって、太りやすく、シワや白髪が目立つようになって、「老い」を実感するようになります。

大体50歳くらいで卵巣は働きを終えます。閉経がそのサインです。つまり、卵巣は10歳ぐらいから50歳ぐらいまでの約40年間しか働かない臓器と言えるわけです。

閉経の前後5年、10年の嵐の期間が「更年期」。更年期を越えると不調も和らいできますので、更年期の後は穏やかな「凪の時期」とも言えます。

ちなみに、男性における精巣は、機能は落ちていくものの、生きている間はずっと働き続ける臓器です。女性の生殖能力にはタイムリミットがありますが、男性の生殖機能は落ちてもゼロにはならないという違いは、男女の大きな性差です。

閉経後は、エストロゲンの減少により加齢性の変化が顕著になります。骨がもろくなって骨折しやすくなったり、排尿トラブル、認知機能の低下などを感じるようになってきます。

女性は妊娠・出産という生殖の大事な役割を果たすために、生殖が可能な期間はエストロゲンで守られ、その期間があるぶん、様々な病気を経験する年代が男性よりも遅めであるので長生きできるのではないかとも言われています。ただし、エストロゲンがなくなってからの変化がたくさんあるのも性差と言えます。

こうして見ると、女性の人生は苦労ばかりのように見えますが、そんなことはありません。あらかじめエストロゲンの働きを知っておけば、エストロゲンがなくなってきたらどんな不調がおこりうるかがわかってきます。ということは、落とし穴にはまらないための対策が立てられるのです。

大丈夫！　きちんとした知識を持って前向きに対策できれば、「悩み少なく」過ごせます。

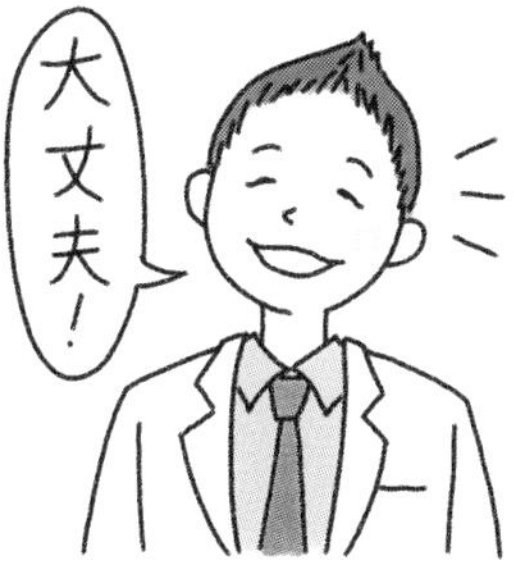

女性の不調にはその最中に、理由がわからないものも多い

女性ホルモンにまつわる不調は、「ああ、このせいだったのか！」と後から実感することが多いのも特徴です。

例えば、ＰＭＳは、「生理の前だけ体調がいまいち」になります。時期的にそろそろ生理かな、ということはわかっているにしても、生理前であったことは生理がきて初めてわかるので、「生理前」という時期は後付けになるわけです。

同じように更年期も、閉経を挟む前後５年の10年間を更年期と定義していますので、更年期の始まりは閉経しない限りわからないのです。

つまり、私たち女性の不調は、不調が起きている最中には、何が原因か、いつ始まったのかなどがはっきりわからないものが、思いのほか多いのです。そしてこんな状況に対して「しばらく我慢してやり過ごせば、いずれ終わるだろう」という考えを持つ方が少なくありません。

これは、とても「もったいない」と私は思います。「体調がもっと良ければ、友達と旅行できたのに」「関節の痛みがなければ、推し活がもっとできたのに」などという後悔はしないに越したことはありません。

病院で原因を見つけられない不調が、生活習慣の改善で軽減することがあります。自分のこころとからだの状態をよく理解した上で医師に相談すれば、自分に合った対処法が見えてきたりもします。

女性の寿命と健康寿命の差はなんと18年!

50歳以降の人生は、自分のからだをしっかり管理して健康に過ごすためのちょっとした努力を続けた人と、行きあたりばったりの人では大きく差が出てきます。

「調子が悪くなったら病院を受診すれば、お医者さんが何とかしてくれる」「クリニックに行って薬をもらえば、てっとりばやく病気を治せる」というものでもありません。

ここで、皆さんにセルフケアの習慣を身につけてほしいと、私が常日頃からお伝えしているわけをお話ししましょう。

日本の平均寿命は世界的にみてもとても長く、世界に誇る長寿国です。2022年の厚生労働省調査で、女性の平均寿命は87・09歳、男性は81・05歳でした。2022年は新型コロナウイルスの流行で亡くなられる高齢者が多い年でしたが、それでも女性は3年連続世界1位、男性は4位です。

皆さんご存じかと思いますが、平均寿命の他に、もう一つ「健康寿命」があります。健康寿命は、健康上の問題で日常生活が制限されることなく、自分ひとりで満足する生活を続けていける状態でいられる年齢です。

健康寿命と平均寿命の差は、日本では女性で約12年間、男性で約9年間です。先進国における平均寿命と健康寿命の差は約7年間であり、日本人女性は、世界の平均と比べて、不健康な状態で生き続ける期間が5年も長いのです。

さらに、日本人女性の平均寿命は87・09歳ですが、これは若くして亡くなる方も含めた数値であり、最も多くの女性が寿命を迎える年齢（死亡年齢）の最頻値は93歳です。そう考えると、女性は18年間、健康ではない年月を過ごし、寿命を迎えるとも言えるのです。いつまでもやりたいことをできる人生を過ごすために、早めからの健康管理をおすすめします。

閉経以降は生活習慣がもろに不調に直結

日本人がこんなに長生きできる理由にはもちろん、「衛生的で安全な環境が整っている国だから」ということもあるでしょう。もう一つ、国民が当たり前の権利として、すぐに病院にかかれることが挙げられます。窓口自己負担額はたったの3割、健康保険組合が7割を負担してくれます。しかし、それ以外に実は医療費の何割かは国庫と呼ばれる国の税金から賄われており、その税金は、働いている私たちが払っています。

少子高齢化が進み、働く人の数が減ってくると、今と同じような、非常に質の高い医療を、安い自己負担額で受けられなくなる日が来るかもしれません。今のような国民皆保険制度自体が維持できなくなる可能性を頭の片隅におきながら、私たちは「自分の健康は自分で守る」という意識をもっと強く持ちたいものです。

例えば、日本でのフィットネス参加率は、ここ20年くらいずっと3%台。日本はたった3%の人しか、自分でお金を払って運動習慣を持とうとしていない国です。40～50

代女性は5人に1人も運動習慣を持っていないという報告もされています。

一方、アメリカでのフィットネス参加率はなんと日本の5倍。その理由を考えてみると、アメリカは自由診療で、救急車を呼ぶのも有料、クリニックによって診察費が異なり、個人の加入保険によって負担割合等が変わる国だからです。

つまり、自分の健康は自分で守らないと、高い医療費を払えず、病気になっても治療を受けられないから、アメリカ人は健康維持にお金をかけようという意識が高いわけです。

閉経以降は、生活習慣がもろに不調に直結してきます。それに、生活習慣の見直しは、まだ生理がある方にとっては卵巣機能の低下を遅らせることにつながります。加齢性の変化をなくすことはできなくても、先延ばしすることはできるのです。

運動や食生活、睡眠の良い習慣を持って年齢を重ねれば、大きな病気をすることなく充実した人生を送れる確率は高くなります。

皆さん自身だけでなく、周りの方たちにも、おすすめして良い年齢の重ねかたをしていただけたらと思っています。

第2章

更年期から始まる不調

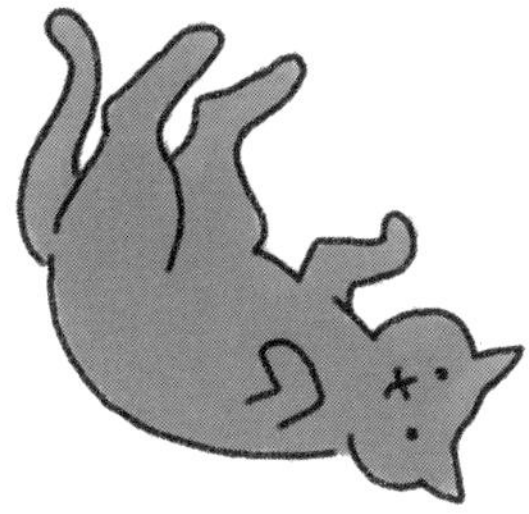

更年期は女性ホルモンの減少による揺らぎの時期

①生理周期のばらつきで更年期に気づく

ご自身が更年期かどうかを知るために、生理周期の変化を確認してみてください。

生理周期がばらつき始めるのは平均的に40代の半ば頃です。42、43歳くらいの頃にまず、生理周期が短くなってきます。ただ、どんどん短くなっていくわけではなく、そこからまた間隔が延びる方や、最後はトントン拍子にきてパタッと終わる方など、終わりかたにはいろいろなケースがあります。

50歳くらいの女性の閉経の割合

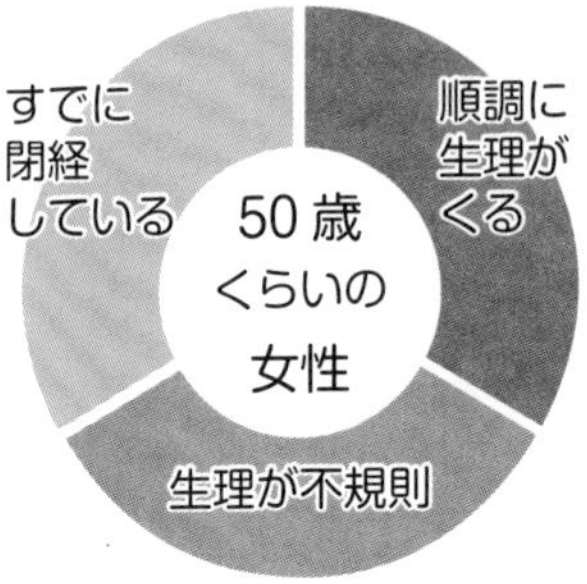

閉経とは

・卵巣が働けなくなる状態
・12カ月間生理がこない状態が続くことで確認
・閉経年齢の平均は、日本人の場合は大体49～50歳

50歳くらいの頃は、3分の1の方たちは順調に生理がきていて、3分の1の方たちが不規則で、3分の1の方たちはもうすでに生理が終わっている状態です。一般的には長くても56、57歳くらいまでには閉経を迎えます。

「閉経」は、卵巣がこれから先、永久に働けなくなる状態を指します。閉経したかどうかは、12カ月間ずっと生理がこない状態が続いたことで確認できます。

②更年期は閉経を挟む10年間

閉経の前後5年間ずつ、合計10年間を、「更年期」と定義しています。更年期は、すべての女性が迎える時期を指します（ここでは女性に限定し

て説明していきます）。

閉経は日本人の場合、平均50歳であり、平均的な更年期は45歳から55歳あたり、もう少し広く40歳から60歳くらいの間にほぼすべての女性が更年期を迎えます。

「初めての生理が早くきたので、早く生理が終わりますか？」と聞かれますが、初潮の時期は思春期の頃のからだつきで決まります。脂肪量がある程度増えてきたところで初めての生理がくるわけであり、閉経の時期とは直接的な因果関係や関連性はないと考えていただいてよいでしょう。

実際に日本人女性に「何歳で閉経を迎えましたか？」というアンケートをとってみると、50歳ぐらいが一番多いわけですが、41、42歳で閉経する方もおられます。そして、41、42歳で閉経する方も「異常」ではないのです。

「更年期のスタートは閉経を迎えない限りわからない」ので、更年期のスタートは後付けになります。

42歳から更年期が始まって47歳で閉経を迎えるのか、47歳から更年期が始まって52

更年期の期間

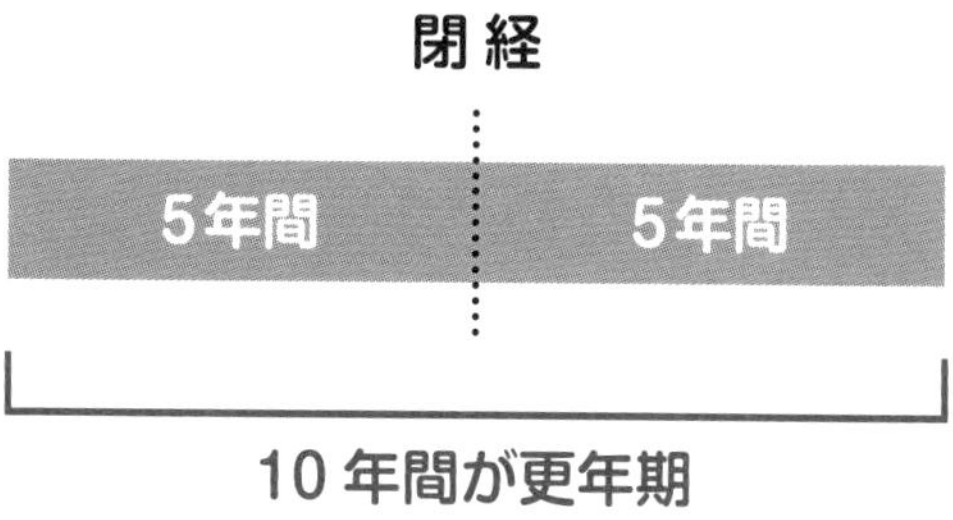

歳で閉経を迎えるのかは、閉経するまでわからないのです。

12カ月間生理がこなくて閉経したとわかったときに初めて「ああ、更年期は5年前から始まっていたんだな」と気づくわけです。

もちろん、生理周期が短くなってきたり、出血期間が短くなってきたりといった生理のサインで閉経が近いことを感じる方が多いのですが、40代に差し掛かったら、「自分はもう更年期に入っているのかも」と対策を始めても早すぎるということはありません。

③更年期障害を経験する女性は3割弱

次に、更年期症状は更年期に現れる、汗、ほてり、手足が冷える、イライラする、眠れないというような症状を指します。

こうした不調が起こりやすいのは、閉経前の2年、閉経後の1年とされており、生理がなくなり、出血しなくなってからのほうが、症状は落ち着いていく感じが強いと思います。

更年期を迎えた女性の中で、更年期症状を感じる方は約6割と言われています。

つまり、残りの4割くらいの方は、生理周期がばらついてきたなあ、生理がこなくなったなあという変化を経験するだけで、特段、何も困ることなく更年期を過ごしていけるわけです。生理にまつわる不調と同じように、更年期にまつわる不調も個人差が大きいです。

更年期の不調のために生活に支障が出る状態を「更年期障害」と呼びます。この更年期障害に相当する方は、更年期世代全体の3割弱です。

まとめてみますと、女性のうち、閉経に伴い、更年期を迎えるのは100%。その

更年期・更年期症状・更年期障害

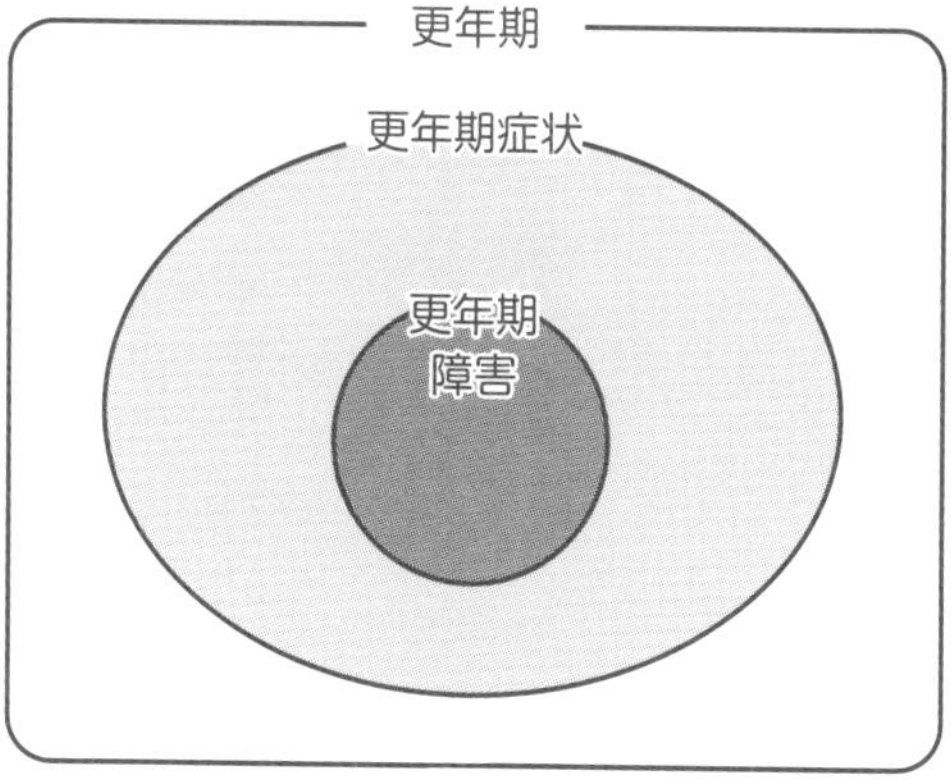

うち40％の方は更年期を生理周期の変化だけで不調はなく過ごせて、30％強の方は何かしらの不調はあるけれどもそこまで困らずに過ごせて、30％弱の方は何かの対策が必要な更年期障害に悩まされる、ということです。

④更年期の不調が重い人の特徴

更年期の不調が重い方の特徴は、以下のようなものが挙げられます。

○キャラクター

・生真面目な方

・誰かの役に立ちたいと強く思っておられる方

・重いＰＭＳを経験した方

○人生におけるライフイベント

・子どもの独立

・親の介護、死去

・ペットロス

・パートナーとの関係性の変化（浮気や不倫、セックスレス）

などの喪失体験

1つ目は、「キャラクター」です。生真面目な方、誰かの役に立ちたいと強く思っておられる方は更年期の不調が重いとされています。「自己犠牲型」の頑張り屋さん、とも言えるかもしれません。「誰かの役に立ちたいな」と思って、自分のことを後回しにして周りの人のために限界を超えて頑張りすぎてしまうと、症状が強く出ることが教科書的に知られています。また、重い生理前の不調（ＰＭＳ）を経験した方は、更年期の不調が重いとされています。

2つ目には、「人生におけるライフイベント」で、喪失体験をした方が挙げられます。例えば、大事に育ててきたお子さんの独立。お子さんが一人暮らしを始めたり、結婚して新しい家族を持ったりすることは、とても喜ばしいことです。でも、お子さんのご飯をつくったり、世話をすることが生きがいだったお母さんにとって、お子さんの独立はこころにぽっかり穴が開いてしまう喪失体験になりえます。それは夫では埋められないこころの穴でしょう。

それ以外にも、心身共に身を削りながらも介護をしてきたお父さん、お母さんがお亡くなりになること。それまで生活の大半を占めていた介護の時間がぽっかり空いてしまったときに喪失体験をすることがあります。

そしてもう一つ、パートナーに女性として見てもらえなくなってしまったと感じる悲しみも、喪失体験と言えます。

このような人生の曲がり角におけるライフイベントを経験されている方は、更年期の不調が重いとされています。


でも、ここで皆さんに忘れないでいていただきたいことは、更年期の不調はそもそも「卵巣がエストロゲンを分泌できなくなったからこそ起こるもの」だということです。一定の年齢を重ねた女性なら、誰にでも起こるからだの変化が根本原因なのです。

つまり、キャラクターや、経験したライフイベントによって、現れる不調の強弱はあるけれども、そもそもの不調のスタートは「卵巣がエストロゲンを作れなくなったから」ということを頭に置いておくと、冷静にその不調に向き合えるかと思います。

更年期の不調は主に3種類

更年期の不調は、大きく分けると、①エストロゲンの減少による自律神経の失調状態、②エストロゲン減少に伴う不調を含む加齢性の変化、③メンタル的な不調に分けられます。

更年期の不調

> ①エストロゲンの減少による自律神経の失調状態
>
> ②加齢性の変化（エストロゲンの減少に伴う不調を含む）
>
> ③メンタル的な不調

①更年期で終わる自律神経の失調状態による不調

卵巣がエストロゲンを分泌するというお話をしましたが、卵巣は脳の視床下部からの指令で働きます。視床下部は、ホルモンのコントロールの他に、自律神経の調整も担っています。

自律神経の失調状態というのは、視床下部によるホルモンのコントロールがうまくいかなくなったために、自律神経の調整までうまくいかなくなった、いわばドミノ倒しのような不調とも言えます。

つまり、更年期の汗やほてりなどの不調は、視床下部のパニックのせいなのです。

では、どうして視床下部はパニックになってしまうのでしょうか。

生理が順調にくる年代は、脳の視床下部が卵巣に向かって「エストロゲンを作ってください」とお願いすると、卵巣は「はい、エストロゲンを作ります」と応えます。「エストロゲンが増えたから減らしてください」とお願いすると「はい、減らします」と応え、良い関係で、ぐるぐるとフィードバックが巡っています。

でも、この関係が更年期になると変化します。卵巣の機能は徐々に低下し、エストロゲンを作れなくなってきていますが、こういった卵巣の変化に視床下部は気づきません。だから、視床下部はいつも通り卵巣に向かって「エストロゲンを作ってください」とお願いします。そのお願いに応えられない卵巣は、「そう言われても……」と思いながら〝シーン〟。応えることができないわけです。視床下部が「今まで通りエ

視床下部から卵巣への指令

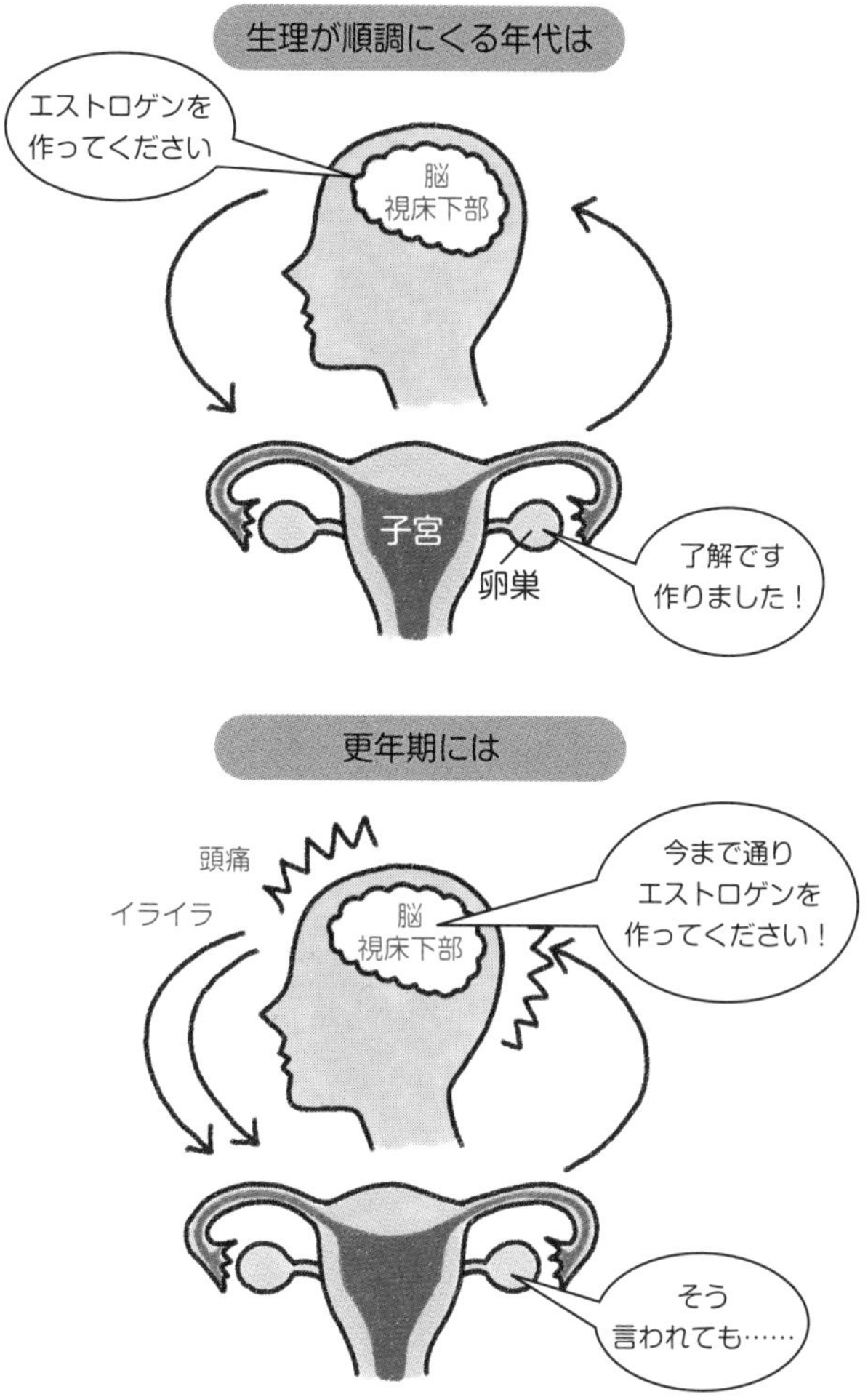

ストロゲンを作ってください」と何度お願いしても、卵巣は応えることができません。

そのとき、視床下部は「なぜ卵巣は今までのようにエストロゲンを作ってくれなくなったの？」とパニックに陥り、うまく働けなくなってしまい、もう一つの働きである自律神経の調整、つまり汗や体温のコントロールまでいまいちになってしまうのです。こうした視床下部のパニックで引き起こされる不調は「自律神経の失調状態」であり、これが大量の汗、ほてりを感じるホットフラッシュなどの更年期の不調の原因です。

ちなみに、「汗が急にドッと出て恥ずかしいのですが、急場の対処法はありませんか？」という質問をよく受けます。ホットフラッシュにはホルモン補充療法（ＨＲＴ）は効果的ですが、私は汗をかいたら着替えちゃう派です。脇の下を押さえるとお顔の汗をかきにくくなるので着物で帯をしっかり締めているとお化粧が崩れにくいというのは有名な話ですが、私たちの実生活ではそこまで期待できないかもしれませんね。

②更年期だけにとどまらない加齢性の変化による不調

加齢性の変化も、更年期の不調に含まれます。ただこれは更年期だけにとどまらず、更年期以降にも続いていく症状です。

男性にも共通しておこると考えられるものに、肩こり、腰痛、消化不良のような内臓の働きの低下などがありますが、女性の場合、多くの加齢性の変化に、エストロゲンの減少による機能低下が関わっています。

後ほど詳しくみていきます。

③メンタル的な不調

その他、メンタルがアップダウンする気持ちの不安定さも更年期の不調の原因になります。落ち込みやすくなったり、怒りっぽくなったり、鬱っぽくなったりすると、他の不調につながります。

更年期障害の問診

私たち婦人科医が外来で行う問診の中に「更年期指数」というチェック方法があります。更年期の不調でお困りの方にあらかじめ受けていただきます。

医療機関によって内容は少し違いますが、①自律神経の失調状態、②加齢性の変化、③メンタル的な不調でグループ分けして、ランダムに質問をすることによって評価したりもします。

初診時に行い、合計点数が高ければ治療をおすすめする判断の目安にします。治療途中に行って改善具合をみたりもしますが、治療することで合計点数が0になることを目指すものではありません。何かしらの不調は残っていても、前より楽になったという状態を目指していきます。

45歳から55歳あたりの女性から、外来で「先生、手足が冷えるんです」「ほてるんです」「心臓がバクバクするんです」「これって更年期ですか?」というご相談をいただくこ

更年期指数

症状	強	中	弱	なし	点数
①顔がほてる	10	6	3	0	
②汗をかきやすい	10	6	3	0	
③腰や手足が冷えやすい	14	9	5	0	
④息切れ・動悸がする	12	8	4	0	
⑤寝つきが悪い、または眠りが浅い	14	9	5	0	
⑥怒りやすく、すぐイライラする	12	8	4	0	
⑦くよくよしたり、憂鬱になることがある	7	5	3	0	
⑧頭痛・めまい・吐き気がよくある	7	5	3	0	
⑨疲れやすい	7	4	2	0	
⑩肩こり、腰痛、手足の痛みがある	7	5	3	0	
合計点					

とはよくあります。そこで「更年期指数」のアンケートを行って、「点数が高いから あなたは更年期障害ですね」と診断するかというと、決してそうではありません。

私たち婦人科医は、この年代でおこりうる様々な病気を念頭に、考えうる病気を一つひとつ順番に除外していきます。

女性に多くおこりやすい、更年期症状によく似た不調を経験する病気として、甲状腺の病気が挙げられます。甲状腺機能亢進症のバセドウ病においては、代謝が上がるため汗がバッと出たり、心臓がドキドキしたり（動悸）します。一方で、甲状腺機能低下を引きおこす橋本病においては、代謝が落ちるために冷えを感じたり、鬱っぽくなったりします。

甲状腺の病気以外にも、関節のこわばりでは関節リウマチ、鬱っぽくなったり落ち込みやすかったりしたら鬱病、めまいなどではメニエール病などではないか、調べていきます。

これらのいろいろな病気を除外していって、最後に残る診断名が「更年期障害」です。

第3章

自律神経の失調状態への対策

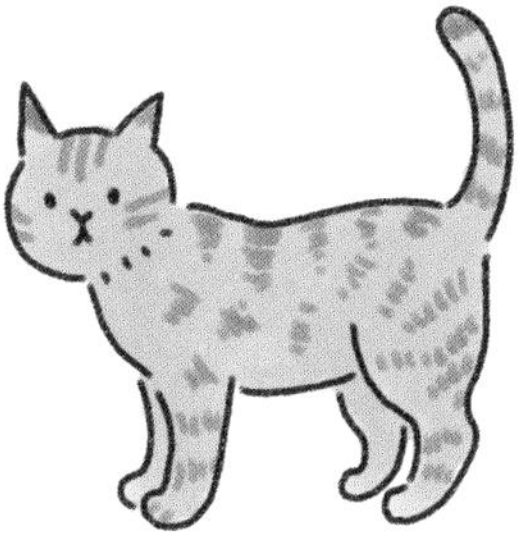

自律神経そのものはコントロールできない

ここでは更年期の不調の原因となる自律神経の失調状態について解説します。このグループに含まれる不調は、閉経以降はだんだん治まっていきますが、加齢によって自律神経の調整がうまくいかなくなるため、知っておくと役立ちます。

私たちは、「自分のからだを自分でコントロールできている」と思い込みがちですが、腕や脚の曲げ伸ばしはできても、自分の意思で心臓を止めたり、体温を下げたり、汗を出したりすることはできません。私たちのからだは、実はコントロールできない部分のほうが多いのです。

神経にもコントロールできないものがあります。

神経は脳と脊髄からなり、全身に命令を送る働きをする中枢神経と、中枢神経とか

神経の分類

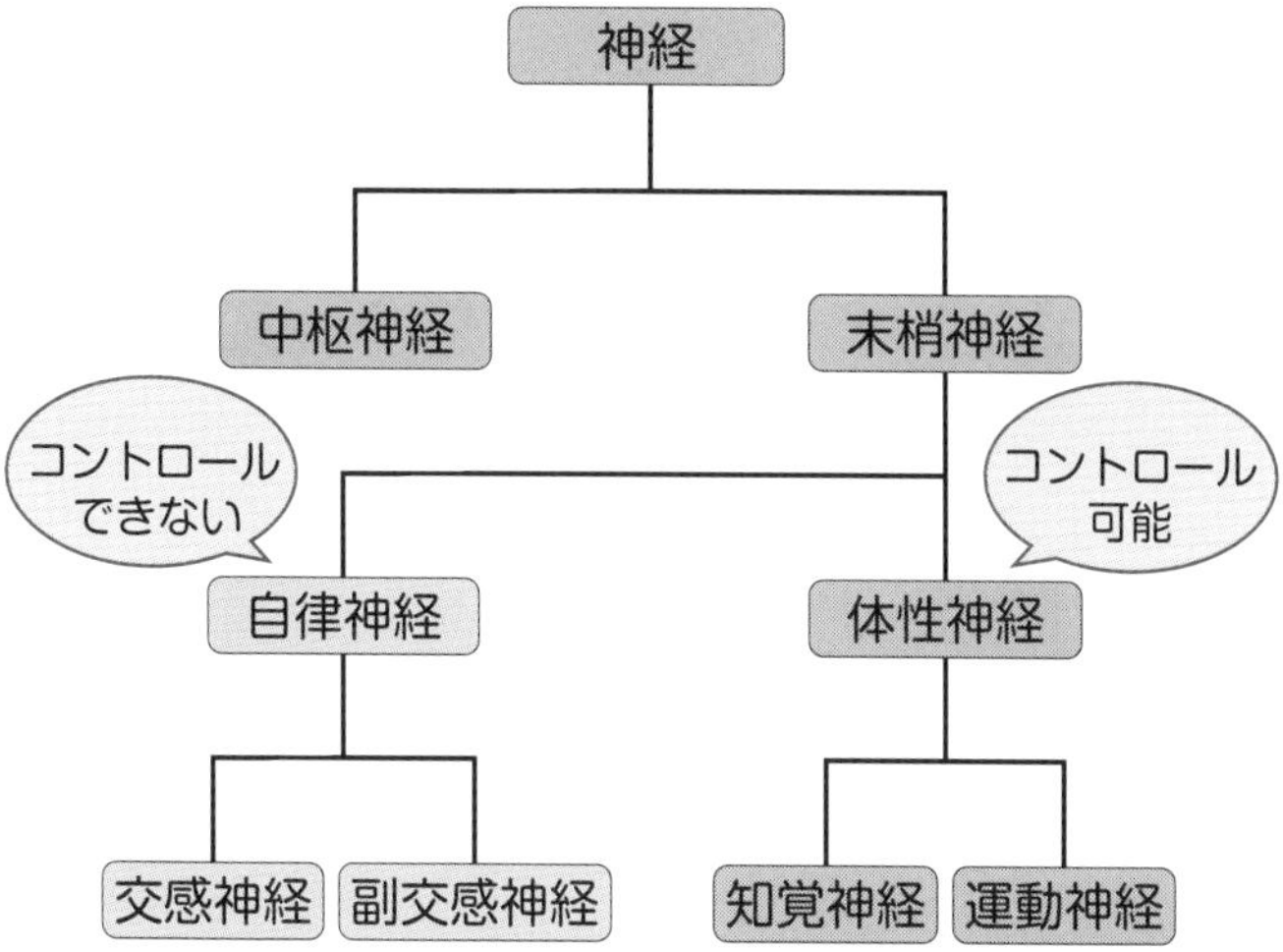

らだの各部を、網の目状に張りめぐらしてつないでいる末梢神経の2つに分けられます。

末梢神経はさらに、私たちの意思でコントロールできる体性神経と、私たちの意思でコントロールできない自律神経に分けられます。

体性神経はさらに、感覚器官で受けた刺激を中枢へ伝える知覚神経と、骨格筋や関節の収縮・弛緩を自分の意思で行える運動神経に分けられます。運動神経によって骨格や姿勢はコントロールされます。

自律神経は、交感神経と副交感

神経に分けられます。

自律神経をコントロールしたい、自律神経を整えたいといった相談をよくいただくわけですが、そもそも自律神経はコントロールできません。ここをまず理解しておいていただきたいです。

外の環境が大きく変わってもからだの内側はほぼ一定の状態でいられるような微調整をするのが自律神経です。私たちが意識しなくても、寝ている間も、私たちのからだは脳から自律神経を介して、快適な状態を維持するための微調整が絶えず行われているのです。これをホメオスタシス、恒常性の維持と言います。

つまり、自律神経は私たちの意思でコントロールできない、自律的な働きを持つわけです。

ストレスによって交感神経活動が優位な状態に

自律神経とストレスの関係を説明する上で、脳についても少しお話ししましょう。

脳には、真ん中辺りにすべての哺乳類が持っている古い脳、大脳辺縁系があり、その外側に、私たち人間が脳全体を大きくすることによって手に入れた大脳新皮質があります。

大脳辺縁系は「今、おこっている出来事」が自分にとって「快」か「不快」かを判断する、生命維持に大事な場所と考えられています。大脳辺縁系が正しい判断をしないと、その生き物は生き延びることはできません。

次に、「快」か「不快」かの判断が正しいかどうかを、記憶の倉庫である海馬と扁桃体に尋ねに行きます。「『不快』という判断は正しい！」という答えが返ってきたら、その答えは視床下部に届けられます。

脳のしくみ

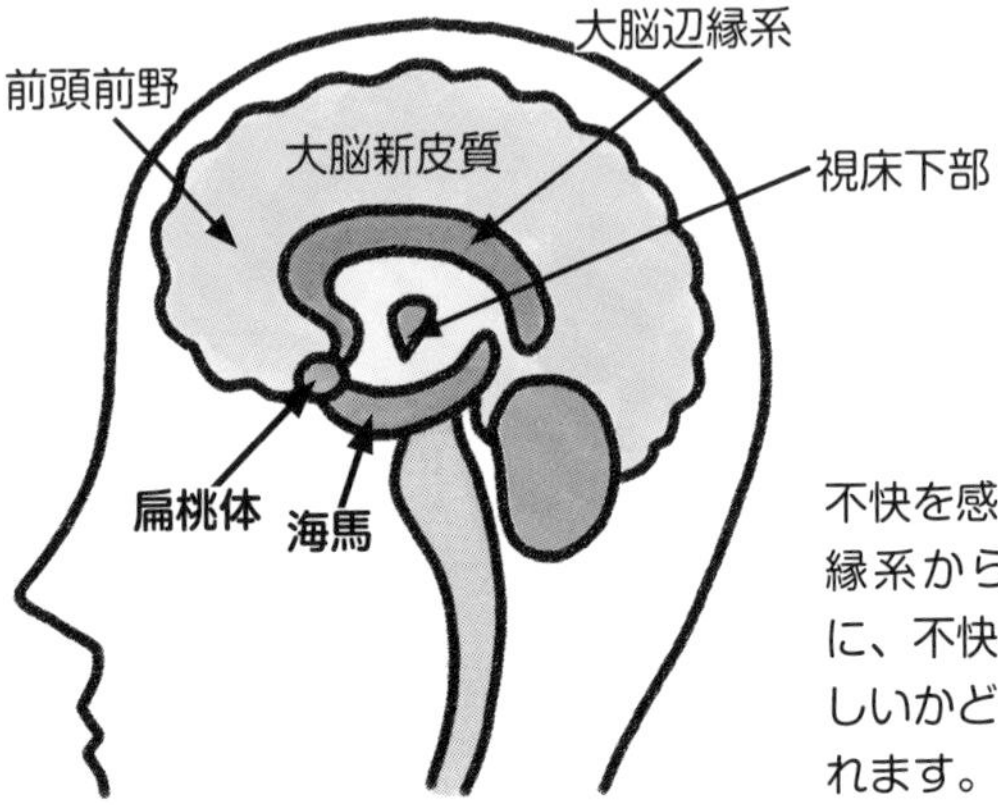

不快を感じると、大脳辺縁系から海馬と扁桃体に、不快という判断が正しいかどうかの確認がされます。

視床下部は、先ほどの更年期症状のときに出てきた、ホルモンの分泌を司る脳の部分です。視床下部は、①ホルモン（内分泌系）、②自律神経系、③免疫系の3つのコントロールを担っています。

視床下部に「『不快』という判断は正しい！」という判断が届くと、自律神経系の指令で交感神経が活発となります。

内分泌系の指令では、副腎の副腎皮質からコルチゾールという、ストレスからからだを守るホルモンの分泌が促進され、アドレナリンやノルアドレナリンというホルモンが副腎の副腎髄質から分泌されます。

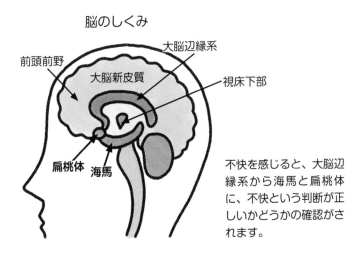

不快の原因が、感染症を引きおこすウイルスや細菌であった場合には特に、免疫系の指令も出されます。

視床下部が指令を出し始めるきっかけとなった「今、おこっている出来事」は、ストレス反応を引きおこすので、「ストレッサー」と呼ばれます。ストレスにはからだに良くない影響ばかりでなく、良い影響を及ぼすものもあるのですが、ここでは「不快で、からだに良くないストレス」のお話をします。

例えば、ストレッサーとなる「今、おこっている出来事」が「ネズミさんが自分を食べようと狙っているねこさんに出会った」だったとしましょう。

ネズミさんの「脳とからだ」は、全身の各部に、ねこさんから逃げるのに最適な状態になるように指令を送ります。

まず、目では、光をしっかりと取り入れて相手がちゃんと見えるように大きく瞳孔を開きます。

あと、逃げる際に消化管が活発に動いてウンチをしたくなってはいけないわけで、胃や腸の働きは抑えられます。胃での消化も腸の蠕動運動（便を運ぶ）も弱くなります。口から食道、胃、小腸、大腸、肛門までは一続きの消化管であり、これらすべての働きが抑えられます。緊張すると口が渇くのは、唾液の分泌が抑えられているためです。

走っても息切れしないように気管支は太くなり、筋肉に酸素を運んで、しっかり収縮・弛緩できるよう、血液をどんどん流すために、心拍数は高くなります。血管は収縮させて血圧を高め、からだの端まで血液を運べるようにします。

皮膚では汗が噴き出します。このネズミさんの状態が、交感神経活動が優位なときの私たちの状態です。

心拍数が上がって動悸がする、汗が噴き出す、腸の働きが落ちて便秘気味……。この状態、更年期症状と似ていますね。

エストロゲンが分泌されなくなってくることによって、視床下部による自律神経系のコントロールまでいまいちになる（自律神経の失調状態）というお話をしましたが、その「いまいちな視床下部」がうまく交換神経と副交感神経のバランスを保てないのが、更年期の不調の原因だったりするわけです。この自律神経の失調状態による症状には、ほてり、めまい、多汗、動悸、呼吸困難感、イライラする、不眠、倦怠感、頭痛、血流障害による冷え、便秘・下痢などがあります。

自律神経の失調状態による症状

全身	ほてり、多汗、倦怠感
頭・脳	頭痛、めまい、イライラ、不眠
目	ドライアイ、まぶたの痙攣、眼精疲労
口・喉	渇き、味覚障害、喉の異物感
耳	耳鳴り
心肺	胸部圧迫感、呼吸困難感、動悸、血圧異常、頻脈
消化器	食欲不振、消化不良、吐き気、嘔吐、腹痛、腹部膨満感、便秘、下痢
生殖器	性欲減退
泌尿器	排尿困難、頻尿
手足	しびれ、冷え、むくみ

交感神経活動優位なときは副交感神経活動も高めればOK

自律神経系について、さらに詳しくみていきましょう。

自律神経には、アクティブさを担う交感神経と、リラックスを担う副交感神経の2つがあります。先にご紹介したような、ストレスを受け止めて頑張らなきゃいけない「アクティブモード」のときは交感神経の働きが活発になります。ストレスがなくのんびりできる「リラックスモード」のときは副交感神経が活発になります。交感神経がアクセル、副交感神経がブレーキとイメージしていただければよいと思います。

交感神経・副交感神経の活動がそれぞれ優位なときの、血管、血圧、心拍、消化管、汗の状態は表の通りです。

通常、私たち動物のからだに準備されている自律神経の働きはそもそもベースが副交感神経活動が優位。危険が迫ったりしたときに、一気にからだ全身を交感神経活動が優位な状態に変えます。だから、交感神経の伝わりかたは素早く強く、副交感神経

交感神経活動・副交感神経活動がそれぞれ優位なとき

部位	交感神経	副交感神経
血管	収縮	拡張
血圧	上昇	下降
心拍	速くなる	ゆっくりになる
胃腸	抑制	促進
汗	増加	—

の伝わりかたはゆっくりです。ですが、「視床下部がいまいち」になってしまう更年期には、リラックスモードなのに交感神経活動が活発になって、動悸がしたり、汗が噴き出してしまう、などのミスマッチがおこるわけです。

では、このことを私たちの日常生活でみてみましょう。

例えば働いている方は、朝起きて遅刻しないように慌しく支度をして、出勤では満員電車に揺られ、会社に着いたら緊張してクライアントへのプレゼンをこなし、フィードバックで上司に注意され……。

そんな毎日は、緊張の連続で一日中、交感神経

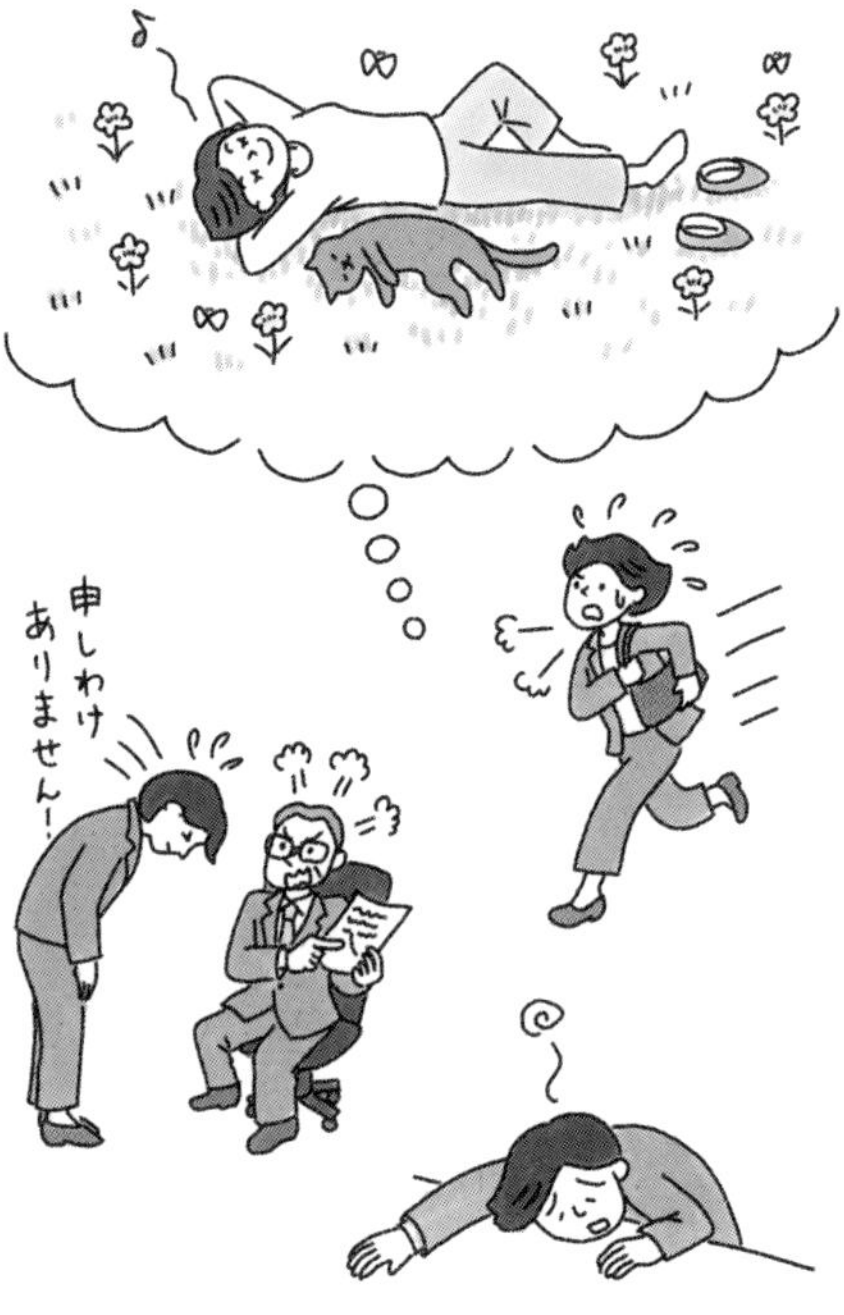

普段のベースは
のんびりリラックスの
はずが……

現代社会の生活は緊張の連続で
常に交感神経活動が優位な状態。

活動が優位な生活になっています。これは、本来の動物としての私たちのからだには、とても過酷な環境です。かといって、ストレスフルだからといって、会社をやめてのんびり暮らすというわけにもいかないですよね。

交感神経活動が優位な社会をすぐに変えることは難しいとしても、副交感神経活動も優位な状態を作ることはできます。そうすれば、自律神経のバランスは落ち着いてきます。そのようにしてうまくリラックスできる時間を持つことを意識しましょう。

例えば、アスリートたちも、交感神経活動が優位なだけでは普段練習でできていることも、本番の試合でミスをする可能性が生まれてきます。そこで交感神経活動が優位な状態の中で普段通りの実力を発揮するために、副交感神経活動も優位な状態を作り、ある程度リラックスした状態で実力を出すという実践をしています。

日々の生活の中で、交感神経と副交感神経のバランスは置かれた環境によって時々刻々変わるものなので、セルフチェックで自律神経の状態を見て、今、自分がどちらが優位になっているかを把握してみましょう。

あなたの交感神経・副交感神経のバランスは？

それでは、あなたの交感神経・副交感神経のバランスをチェックしてみましょう。表は、2択になっています。あえて選ぶとしたらどちらか、という感じで、悩まずに直感でもいいので答えていきましょう。左側、右側という形で自分が当てはまる方にチェックをして、左側と右側のチェックの数を数えていきます。

左側、右側、それぞれ何個チェックしたか数えてみてください。どうでしたでしょうか？　なんとなくおわかりかと思いますが、左側の列が交感神経活動が優位な状態、そして右側の列が副交感神経活動が優位な状態です。左側のチェックが多い場合は、交感神経活動が優位な状態と言えます。左側に偏っている場合は、意識的に生活を変えてみましょう。

ご自身の状態をざっくりと把握していただければと思います。

交感神経・副交感神経のバランスチェック

	質問	左側の答え	右側の答え
①	寝つき	悪い	良い
②	胃痛・胸やけ	よくある	あまりない
③	頭痛・肩こり	ある	ない
④	手足の温度	冷たい	温かい
⑤	便通	便秘ぎみ	下痢ぎみ
⑥	血圧	高め	低め
⑦	体型	やせぎみ	太りぎみ
⑧	肌荒れ・吹き出もの	できやすい	できにくい
⑨	花粉症・アレルギー	ない	ある
⑩	性格	活動的	のんびり
⑪	緊張	しやすい	しにくい
⑫	気分	イライラしやすい	落ち込みやすい
⑬	人間関係の問題	ある	ない
⑭	ストレス	溜め込む	発散できる

（著者作図）

副交感神経活動が優位な状態の作りかた

自律神経はそもそもコントロールできないけれど、交感神経活動が優位な状態に、さらに副交感神経活動も優位な状態を足すことで、自律神経のバランスをとることはできます。

交感神経活動が優位な状態はすぐ生じます。イラッとしたり、ドキッとしたりする状態に身を置けば、あっという間に交感神経活動優位になります。例えば部屋でのんびりくつろいでいるときに急に停電になったり、もし好きなアイドルが突然部屋に入ってきたりしたらドキドキして一気に交感神経が優位になりますよね。

交感神経活動を優位にする能力が落ちてしまったら、私たちは生き物として生き続けられないので、交感神経活動を優位にする方法は比較的簡単であり、年齢が高くなってもその能力はあまり落ちることはありません。

でも、副交感神経活動は年齢とともに落ちていきます。日本で報告された論文によると、女性の場合は30代から40代にかけて副交感神経活動が落ちていくということが知られています。年齢を重ねるとリラックスしづらくなるわけです。

けれども、副交感神経活動を優位にする方法はあります。アロマテラピー、ヒーリングミュージック、大人の塗り絵、写経、呼吸法などが効果的だと言われています。

アロマテラピー、香りですが、例えばレモンやグレープフルーツのような柑橘系の香りと比べると、ラベンダーや白檀などの香りは副交感神経活動が優位になるという科学的な報告がいくつかなされています。

自分で副交感神経優位にする方法

- アロマテラピー
- ヒーリングミュージック
- 大人の塗り絵
- 写経
- 呼吸法など

次にヒーリングミュージックなどの中には、いくつか聞くとリラックスできる科学的な根拠があるものもあります。有名な音楽ですと、モーツァルトの曲の多くは３５００ヘルツ以上の高周波が豊富で、どんな方が聞いても副交感神経活動が優位になると知られています。

呼吸法では、呼吸に意識を向け、ゆっくりと息を吐くことが、リラックスには欠かせない大事なアクションです。

軽く息を吐き、大きく息を吸って、ゆっくり全部吐く。こうした吸って吐いての深い呼吸でも心拍数は変わります。今はスマートウォッチやアプリでも心拍数を確認することができ、深い呼吸を繰り返す中で、吸ったときには心拍数が上がり、吐いたときには心拍数が下がる変化を数値で見ることが可能です。つまり、深い呼吸で心拍数に影響を及ぼすことができるわけです。

心拍数が上がっていれば交感神経活動が優位な状態、心拍数が下がっていれば副交感神経活動が優位な状態に変化しているので、それを体感してみてください。

呼吸法

① 吐く

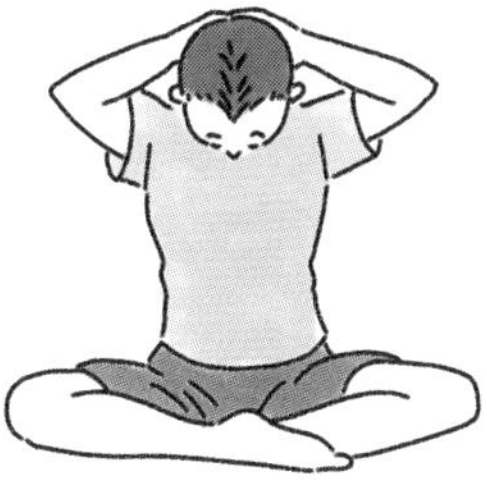

あぐらをかいて手は頭の後ろで組みます。
背中の緊張をゆるめます。

↓

② 吸う

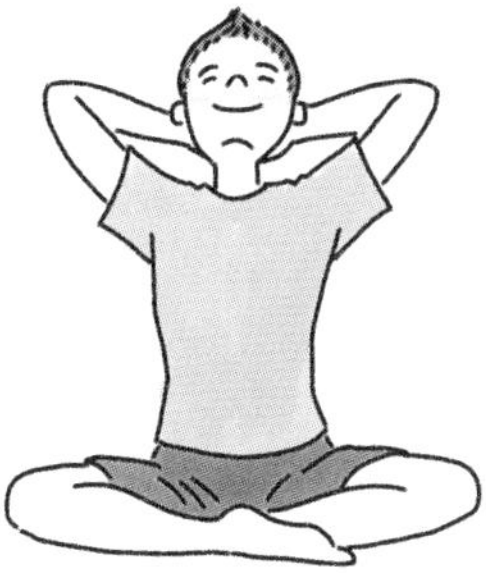

息を吸いながら、目線を上げます。
このとき、ひじを開きます。
肩甲骨を寄せて胸を開く感じです。

1分間に6回の呼吸。1回の呼吸に10秒使って呼吸をします。4秒で吸って、6秒で吐いてを1分間に6セットです。
1分間の意図的な呼吸でその後の心拍数が下がり、自分で副交感神経活動が優位な状態を作れます。

このたった1分間の意図的なゆっくりな呼吸によって、その後の心拍数のベースが落ちて、副交感神経活動が優位な状態を意図的に作ることができます。

また、立っている状態から座る。座っている状態から横になる。この姿勢の変化だけで、ある程度リラックスすることができるということがわかっています。とは言っても、どこででも横になるというわけにはいきませんね。そこで、どこでもできるよい方法をご紹介しましょう。

緊張しているときには、肩に力が入ってしまっていたり、手をギュッと握っていたり、どこかに力が入っている傾向にあります。しかし、力が入っていることに気づけないこともあるので、さらに力を込めた後にそれをリリースしてみてください。

肩にギュッと力を入れた状態で5秒間キープした後、ストンと脱力します。その後15秒間そのままの状態で、筋肉がゆるんでいることを意識します。目立たないように行いたいときには、座った状態で拳をギュッと握りしめて5秒間キープした後、15秒脱力する方法もあります。

このような方法は漸進的筋弛緩法と呼ばれていて、リラックス効果以外に、不眠症、

漸進的筋弛緩法

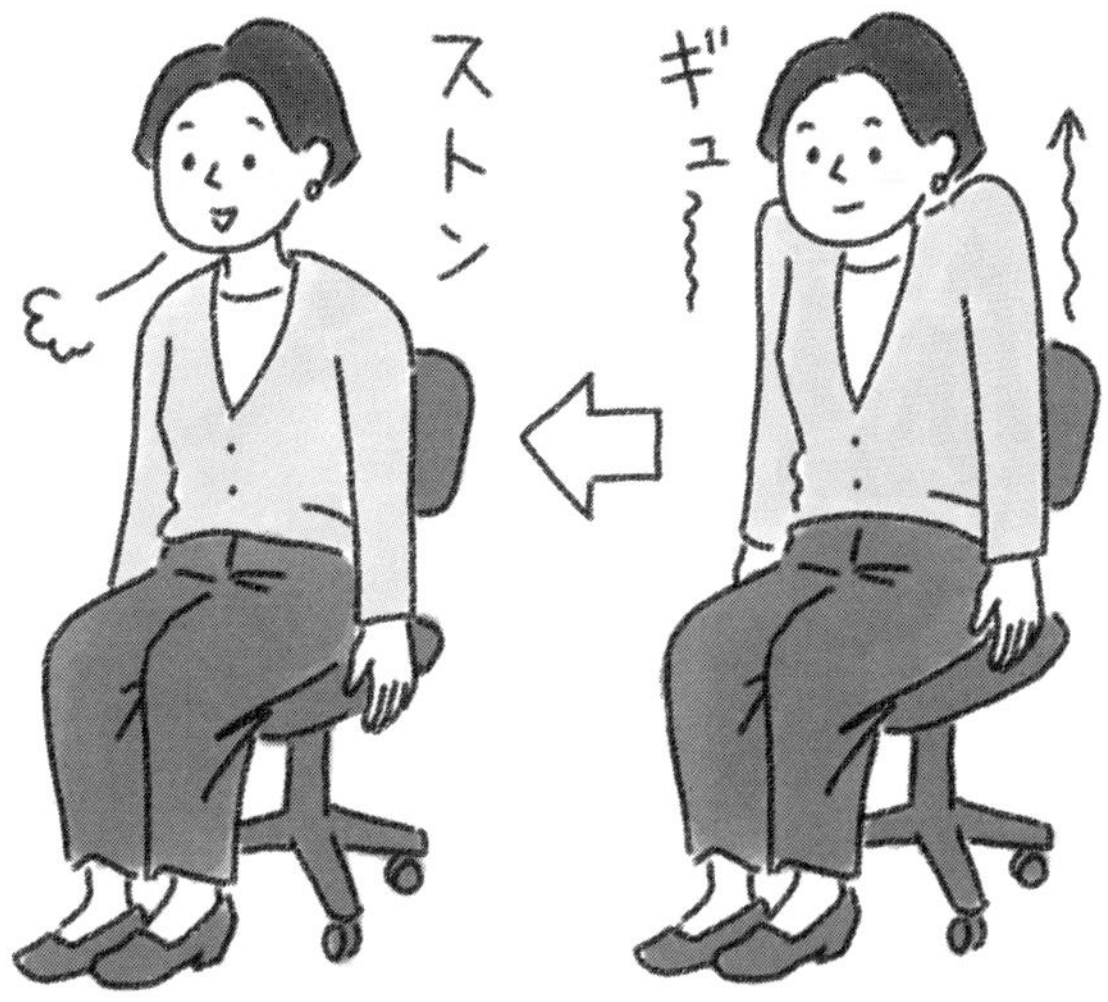

ストンと脱力して、
15 秒間そのままの
状態で筋肉のゆるみ
を意識します。

肩に力を入れたら
5 秒間キープ。

筋緊張性頭痛、血圧が高めの方にも効果があるとされています。緊張状態から、ある程度、副交感神経優位なリラックス状態に持っていくことができます。

これら以外のおすすめの方法は、涙を流すことです。最近では、涙活《るいかつ》と呼ばれていますね。

感情が高まって涙を流す直前までは、交感神経活動がマックスに優位な状態なわけですが、涙を流した瞬間に副交感神経活動が優位な状態にスイッチします。涙を流すことでストレスを手放すことができるわけです。ちゃんと泣けるのはすごく大切なことだと、皆さんに知っていただければと思います。

私の涙活おすすめ映画は『南極物語』。タロとジロの話ですね。南極に残されたワンちゃんが亡くなってしまうシーンは、思い出しただけで今にも泣きそうなぐらいです。

あと、私にとって、ねこ様の銀ちゃんときーちゃんとななちゃんのそばにいる時間が最高のリラックスタイム。動物にアレルギーのある方は、何か、肌触りの優しい「モフモフ」の物に触れるだけでも〝幸せホルモン〟と呼ばれるオキシトシンが出ると言われています。

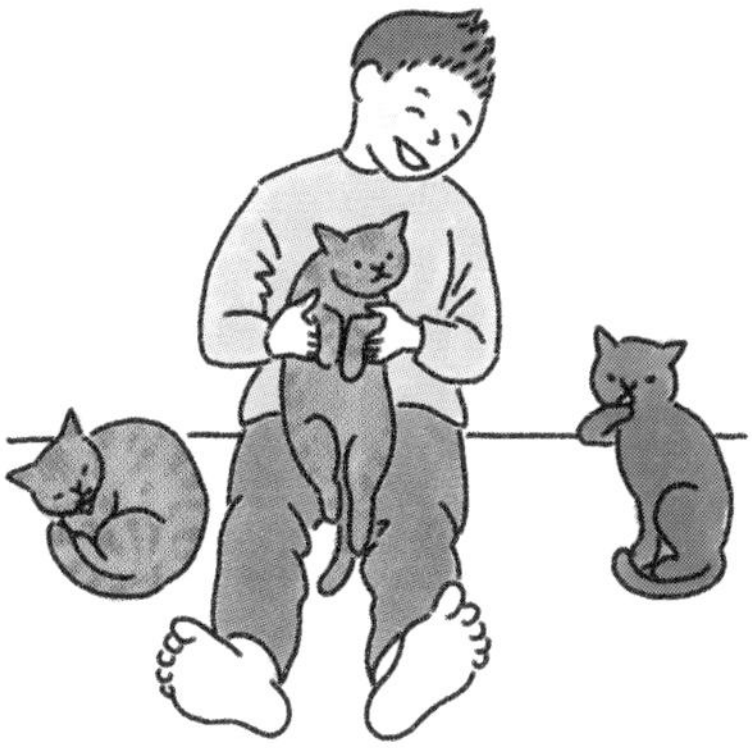

第4章

エストロゲンに注目！
50歳からの不調

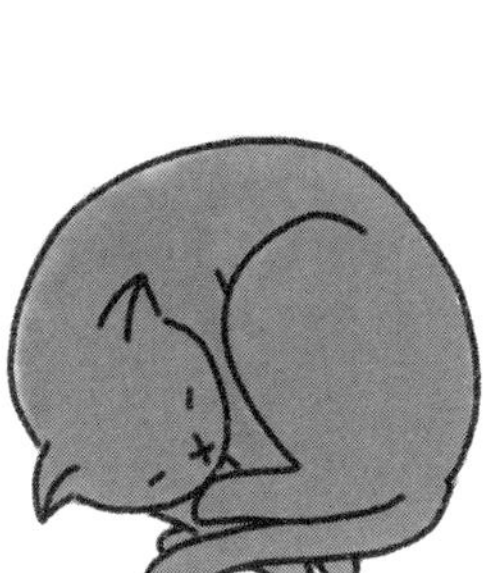

エストロゲンが作用する場所は決まっている

ここでは、閉経後、エストロゲンがなくなっていくことによる、からだの加齢性の変化をみていきます。

エストロゲンが作用する場所は決まっています。子宮、乳腺などの女性生殖器以外に、骨、筋肉、血管、皮膚、肝臓、すい臓、脳などで作用します。血流にのって運ばれたエストロゲンが、特定の部位や臓器にあるエストロゲン受容体（レセプター）にうまくはまると作用します。ちょうど、待ち構えているキャッチャー（エストロゲンレセプター）にボール（エストロゲン）がキャッチされると機能を発揮できるという仕組みです。逆に言うと、レセプターがない場所では、エストロゲンは作用しないということです。

ということは、エストロゲンが作られなくなると、エストロゲン受容体を持つ部位や臓器の働きがいまいちになっていくということです。

エストロゲン作用のイメージ

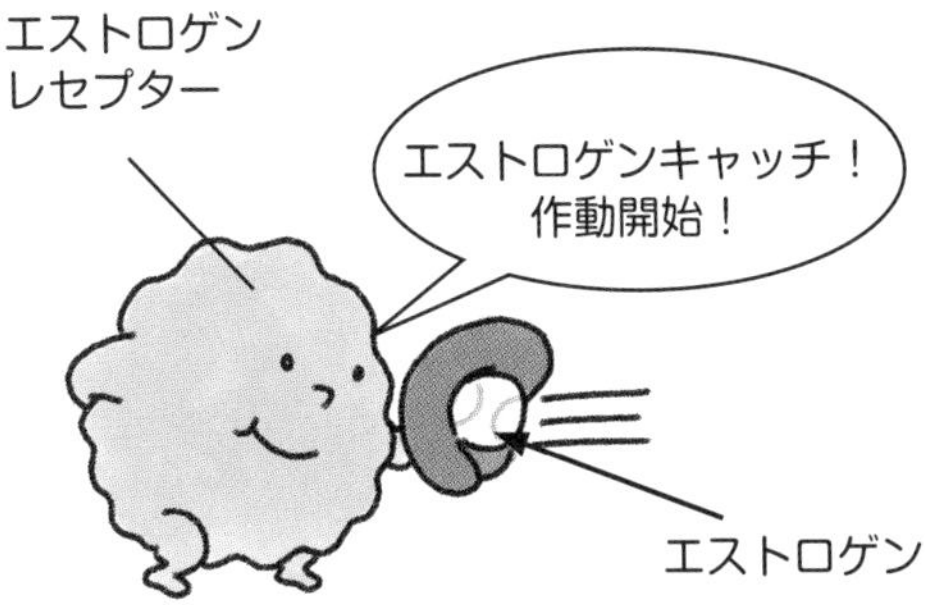
エストロゲン
レセプター
エストロゲンキャッチ！
作動開始！
エストロゲン

エストロゲンレセプターがある臓器でだけ、エストロゲンは働きます。

エストロゲンがなくなることによるからだの変化

それでは、エストロゲンが作用する部位ごとに、エストロゲンがなくなったらどうなるかをみてみましょう。

①皮膚・粘膜のハリ・潤い、髪の艶やかさが低下

エストロゲンはコラーゲンの産生を促進する働きがあり、皮膚の厚さを保ち、弾力性や潤いを与えます。

エストロゲンが減ってくると、シワが深くなり、シミができやすく、傷が治りにくくなります。髪の艶やかさもなくなり、毛量が減ります。

コラーゲン量の低下によって粘膜の水分量も減少し、口臭、肌荒れ、ドライアイ、腟や外陰部の萎縮による萎縮性腟炎、性交痛が生じることもあります。

また、腟内の乾燥などによって腟壁のデーデルライン桿菌が減少し、腟内に雑菌が

増え、膀胱や腎臓でも感染症が生じやすくなります。
膣壁が薄くなると、萎縮性膣炎も生じやすくなり、膣や外陰部の炎症により、黄褐色のおりものやかゆみ等の症状が出ます。

②コレステロール値が上昇して高脂血症・動脈硬化・高血圧に

エストロゲンは、コレステロールの値を低く抑える働きをしています。そのため、エストロゲンが分泌される年代において脂質異常症の女性は少ない一方で、閉経後の女性の2人に1人は脂質異常症とも言われています。

また、エストロゲンには善玉のHDLコレステロールを増やして、肝臓に作用して悪玉のLDLコレステロールを減らす作用があり、閉経後にこの作用もなくなると、血中のLDLコレステロールが増えていきます。

そして、たくさんのLDLコレステロールが血管の中を流れ続けると、血管の内側に、歯につくのと同じようなプラークができます。血管は太くなったり細くなったり

動脈硬化のしくみ

正常な血管

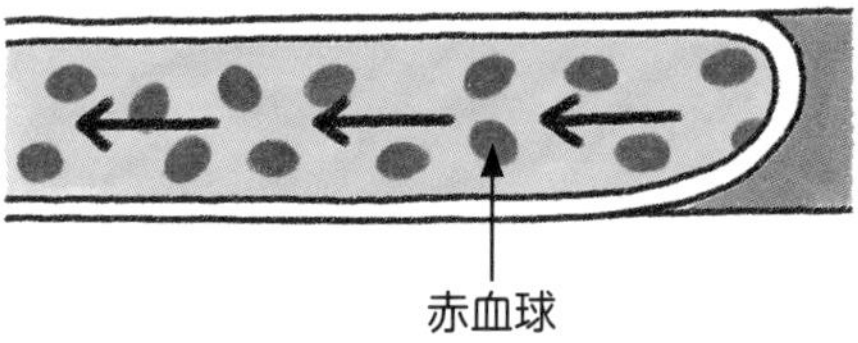

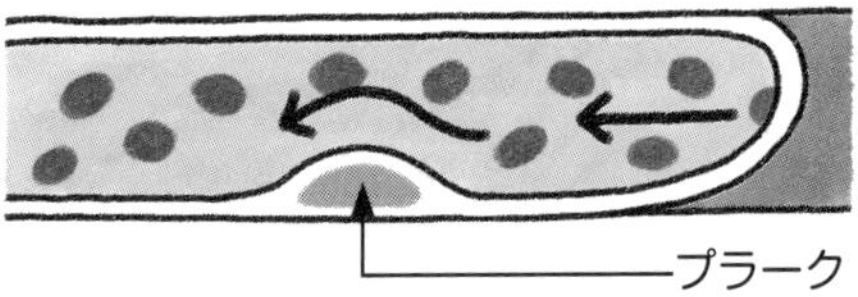

血中の LDL コレステロールが多いと血管壁にプラークができ、動脈硬化の原因になります。

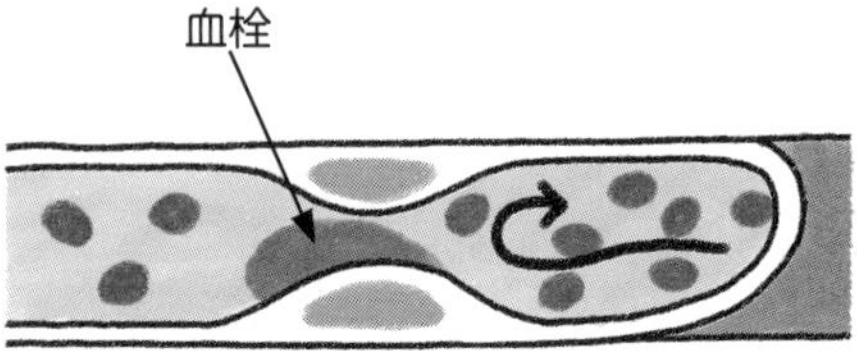

血流が滞って血栓（血のかたまり）ができます。血栓が破れて中味が流れ出ると脳や心臓などの血管に詰まり、脳梗塞、心筋梗塞を引きおこします。

エストロゲンの減少は生活習慣病発症のリスク

脂質異常症の予防は、動脈硬化、高血圧の予防につながります。

できる、弾力性のあるゴムホースのような状態ですが、プラークができてしまうと血管の弾力性が失われます。動脈におこると「動脈硬化」と呼ばれます。

硬くなって弾力性を失い、鉄パイプのようになった血管では、血圧のコントロールがうまくいかなくなってしまいます。このようにして、高血圧のリスクが高まります。

皆さんが生活習慣病としてざっくりひとまとめに考えている脂質異常症、高血圧はこのように徐々に変化をきたすのです。脂質異常症の状態が数年続くと動脈硬化をきたし、動脈硬化が高血圧を引きおこすという流れにあることを知っておいていただくと、特に閉経後の女性の場合、エストロゲンの減少から始まっていることが理解できると思います。

対策として、食事で積極的にとりたいのは、食物繊維と魚の脂（ＥＰＡやＤＨＡ）です。一方、減らしたいのは、総カロリー、アルコール、動物性の脂です。

③動脈硬化が進むと心筋梗塞・脳梗塞に

動脈硬化において、血管の内側にはプラークができ、血管が狭くなることで血液の流れが滞り、血栓（血のかたまり）ができやすくなります。その血栓が破れて中味が流れ出し、血流にのって運ばれた先の血管を詰まらせると、血栓症を引きおこすリスクも高まります。

脳血管で詰まれば脳梗塞、心臓に運ばれ心臓血管で詰まれば心筋梗塞を引きおこします。

脳梗塞には、図のように大きく分けると３つの種類があります。

このような脳梗塞は、ある日突然起こるイメージがあるかもしれませんが、引きおこす準備が10年以上前から始まってしまっていることを知っていただきたいわけです（ただし、心血管系に及ぼす影響は必ずしも低エストロゲンのみに起因するわけではなく、様々な要因が関係しています）。

(1) **アテローム血栓性脳梗塞**：脳の太い血管に血栓ができて詰まります。発症時の症状は半身の麻痺や神経障害など、わかりやすいものが多く、重症になるケースが多いです。

(2) **ラクナ梗塞**：脳の細い血管が動脈硬化で壁が厚くなり詰まります。細い血管なので、気づかないこともあります。半身の運動麻痺・しびれ、ろれつが回らないといった言語障害などが主な症状です。

(3) **心原性脳塞栓症**：心房細動などの心臓の病気によってできた血栓が血流によって脳に運ばれ、脳の太い血管が詰まります。突然の意識障害、半身の麻痺、言語障害、視野障害などが起こり、重篤です。

脳梗塞の種類

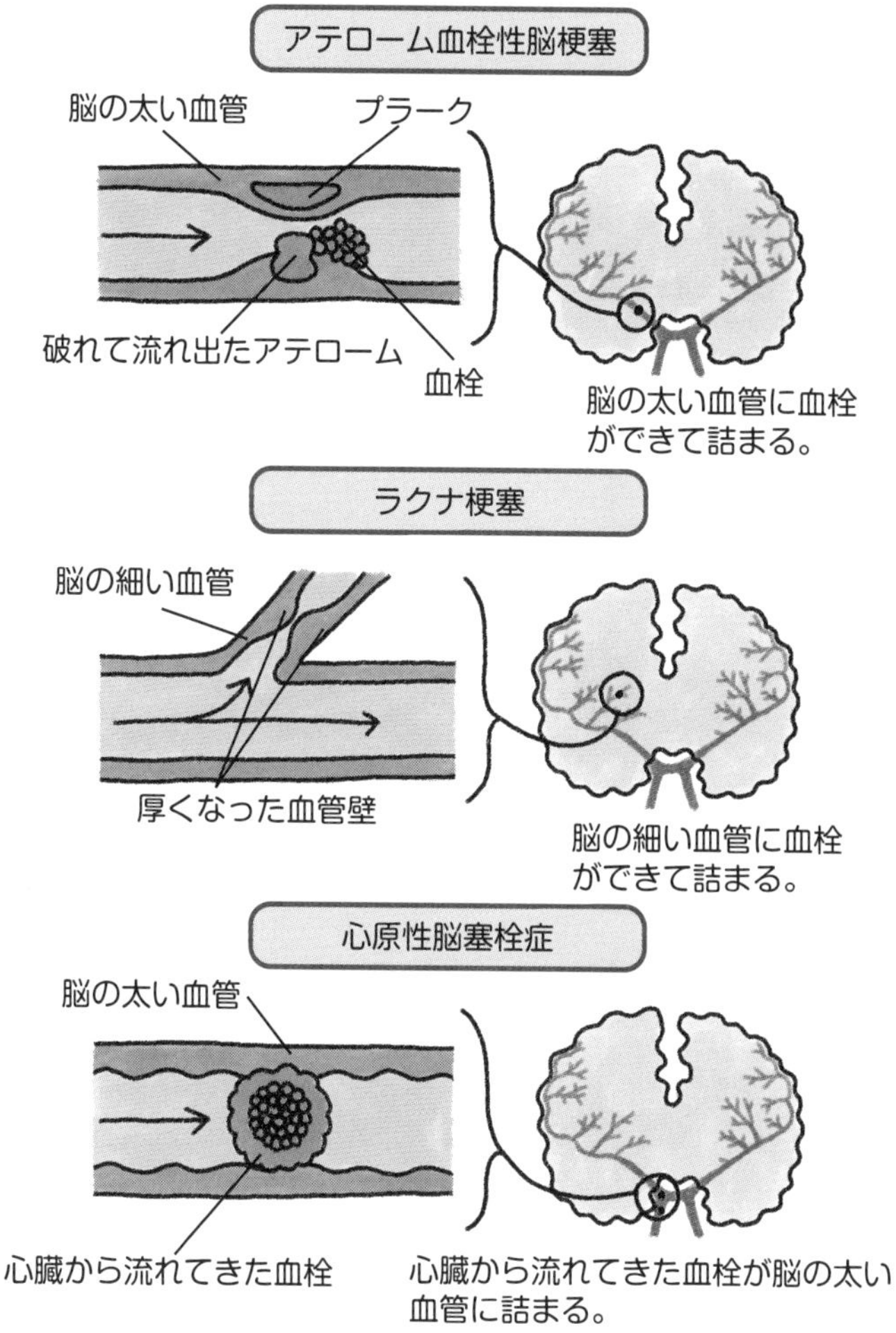
アテローム血栓性脳梗塞
脳の太い血管
プラーク
破れて流れ出たアテローム
血栓
脳の太い血管に血栓ができて詰まる。
ラクナ梗塞
脳の細い血管
厚くなった血管壁
脳の細い血管に血栓ができて詰まる。
心原性脳塞栓症
脳の太い血管
心臓から流れてきた血栓
心臓から流れてきた血栓が脳の太い血管に詰まる。

④食欲が増進されて肥満・やせにくく

エストロゲンが分泌されているときは、脳の視床下部や消化管から出るホルモンを刺激して食欲を抑える作用と脂肪を蓄積する作用がバランスよく調整され、お尻、太ももに脂肪がつきやすく、メリハリのある体形が維持されます。しかしエストロゲンがなくなると、食べすぎからウエストに脂肪がたまり、やせにくくなり、内臓脂肪が増えてきます。

内臓脂肪が増えると、メタボリックシンドローム、糖尿病、高血圧、脂質異常症、心臓病などのリスクが高まります。

⑤骨のミネラル量の減少で骨密度の低下・骨粗鬆症に

エストロゲンには成長ホルモンの分泌を調節する作用があり、骨のカルシウムを備蓄して骨を強化する働きがあります。

私たちの骨では、毎日、破骨細胞が骨を溶かし、骨芽細胞がそこを埋めて、という作業が繰り返されて、新しく作り変えられています。破骨細胞の働きを抑える働きが

骨粗鬆症は骨代謝がアンバランスな状態

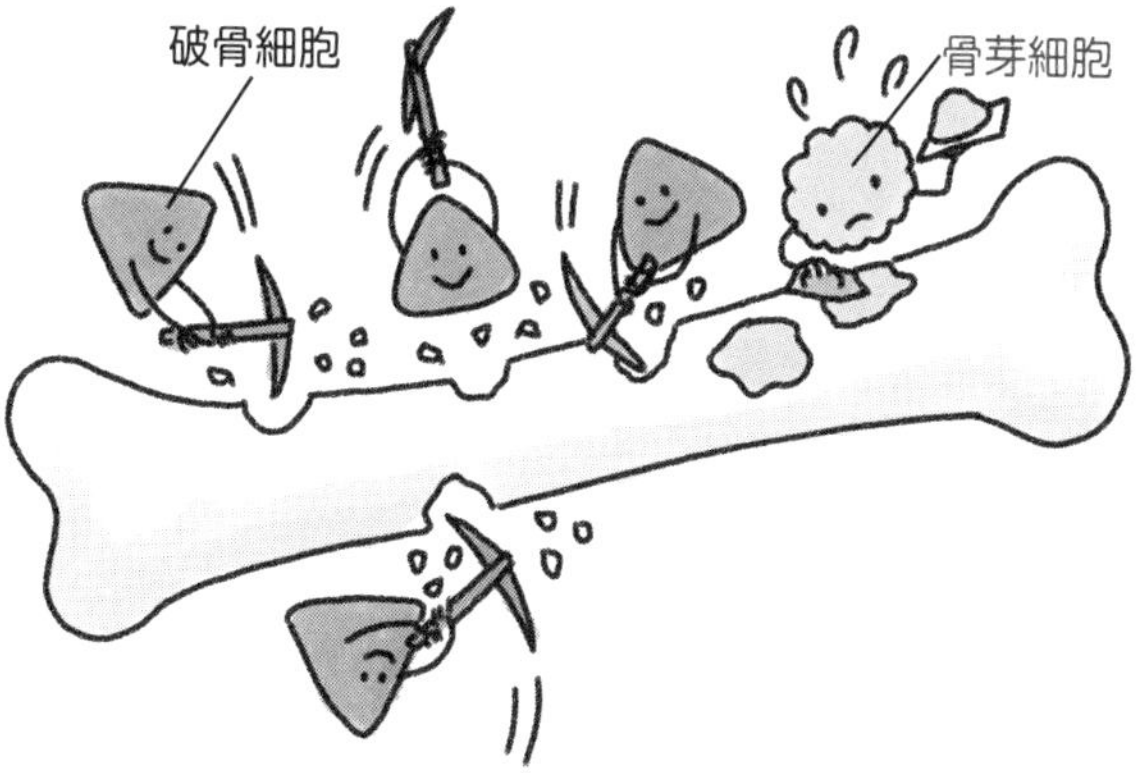

破骨細胞が優勢で骨芽細胞の埋める作業が追いつかないと骨粗鬆症になります。

エストロゲンにはあり、溶かす・埋めるという2つのバランスが保たれているため、骨量を維持できるわけです。

でも、エストロゲンが減ってくると、破骨細胞の働きのほうが活発になって骨が壊される一方となり、転んだ拍子に骨が折れてしまうくらいもろくなります。骨密度が低下した状態である骨粗鬆症、骨折はまさに女性に多く、閉経以降の女性には特に気にしていただきたい病気です。

骨密度低下による影響は足や腕

だけでなく、顔にも表れます。顔の骨はそもそも薄く、骨量が減ると骨自体が消失してしまいます。また50代で一番最初に減っていく骨は顔の骨です。皮膚の老化であるシワやたるみのせいだと思っていた顔の老化は、土台の骨そのものがなくなっていくことの表れだったりするわけです。年をとると目が落ちくぼんでいくのは、元々薄い目の周りの骨がだんだんとなくなってしまうからです。

そう考えると、骨密度を維持することは、美容的な面でもすごく大事なことです。

一方で、腕や足などの骨折によって活動できなくなるだけでなく、寿命にも直結することが報告されています。大腿骨の付け根、骨頭を骨折した人と骨折していない人の生存率を比べると、骨折した人は5年生存率が半分になるというデータがあります。

たかが骨折と思うなかれ、です。

女性はからだの構造上、骨盤の横幅が広く、大腿骨が膝に向かって内側に寄っているため、男性に比べて不安定で、転倒しやすいのです。

骨粗鬆症の予防としては、なるべく早い年代からカルシウムを意識的にとることで

男女の骨盤と大腿骨の位置関係

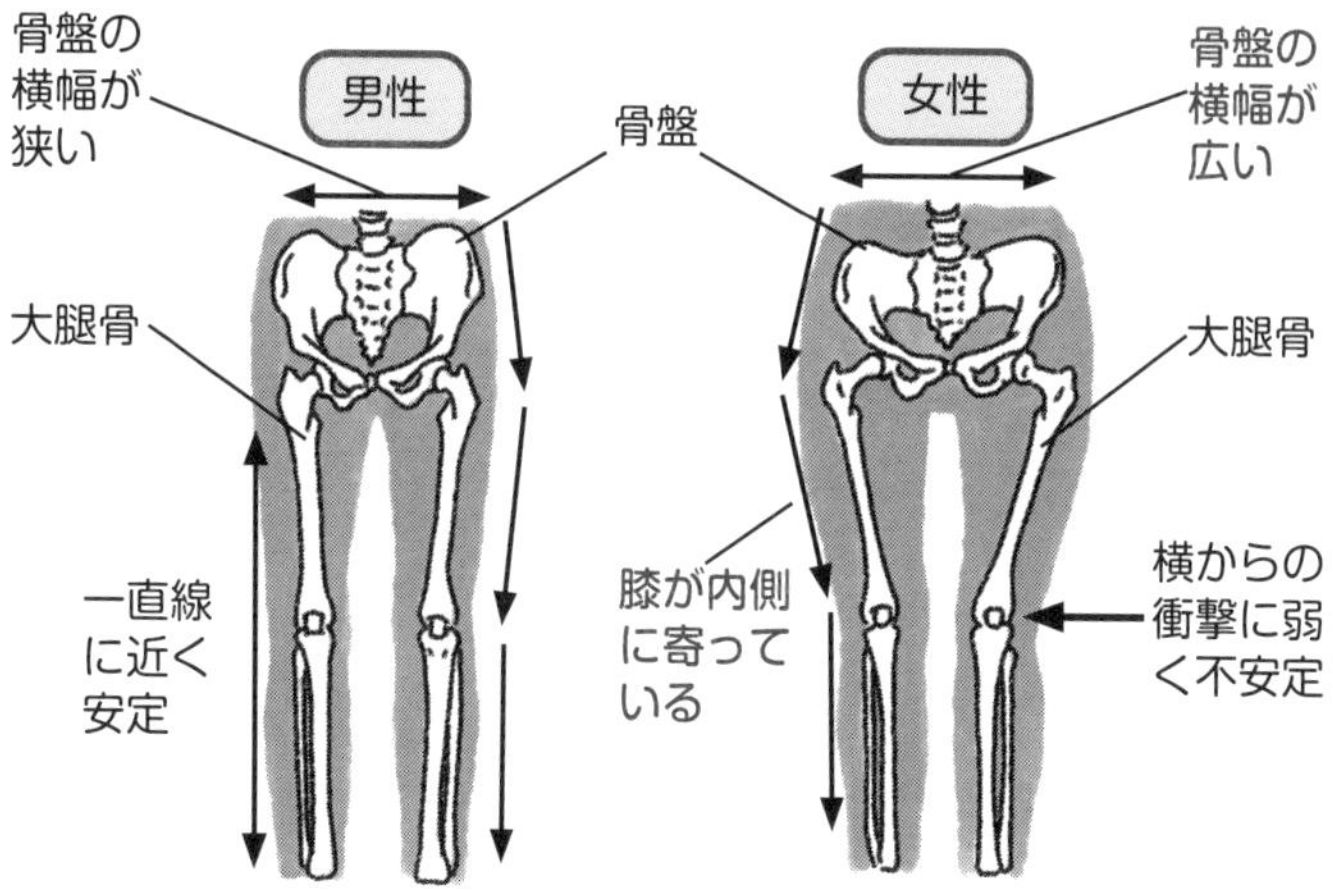

す。

　カルシウムの1日の目標摂取量は、650㎎です。日本人女性の平均的なカルシウム摂取量は400㎎前後であり、200㎎不足しています。牛乳はコップ1杯（200mL）あたり230㎎のカルシウムが含まれていますので、いつもの食事にコップ1杯の牛乳を足せば目標量に近づけられるのではないでしょうか。小魚を食べることもおすすめです。

　そして、カルシウムを骨に吸収させるためのビタミンD、ビタミンKをとることも大事です。

ビタミンDを多く含む食品

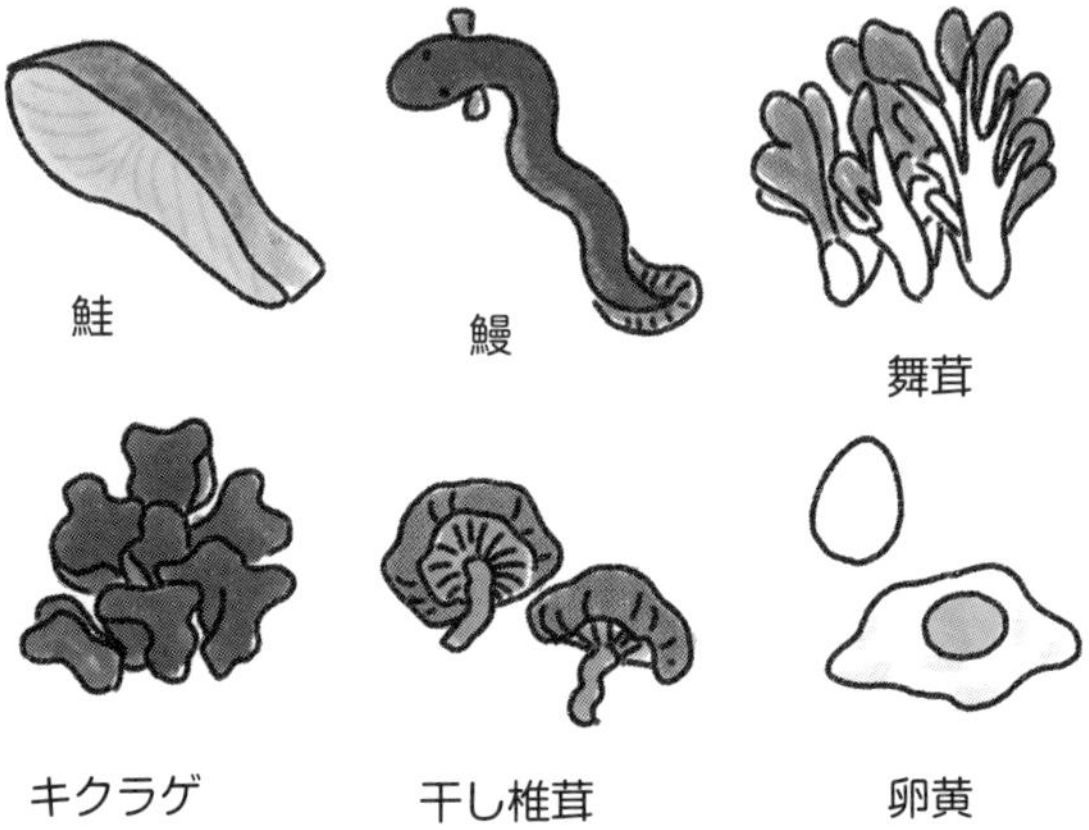

ビタミンDは鮭、鰻、干し椎茸、キクラゲ、舞茸、卵黄といった食品に多く含まれています。栄養素の含有量から言うと、鮭や鰻からとるのはいい選択です。

ビタミンDは、太陽の光が皮膚にあたることによって皮膚からも作ることができます。夏であれば10分程度、冬でも、北緯40度よりも南であれば20分くらい直接太陽の光を浴びることによって、ビタミンDを作れます。北緯40度は、日本でいうと秋田県あたりですから、北海道などでは太陽の光を浴びる代わりに鮭をしっかり食べるようにしたほうがいいですね。

ビタミンKは、納豆に含まれています。ですから、ビタミンDを焼き鮭からとり、ビタミンKを納豆からとるといった、日本の朝食のスタイルにコップ1杯の牛乳を足したら最高なわけです。

食事の他に、縄跳びや、軽いジョギングで骨に衝撃を加える運動をすることも効果的です。

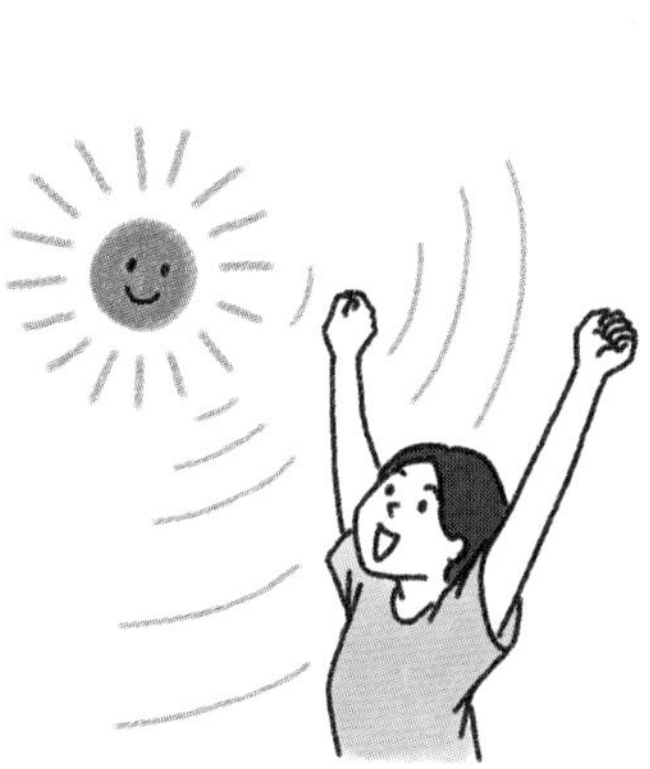

⑥腱鞘炎、ばね指、手根管症候群、手指の変形

エストロゲン量の急激な減少によって、関節や腱の周囲にある滑膜が腫脹し、手指のこわばりや、関節の腫れ、痛みが出ることがあります。この状態を放置すると、腱鞘炎やばね指、手根管症候群、手指の変形を伴うへバーデン結節、ブシャール結節といった病気につながります。

ヘバーデン結節とブシャール結節

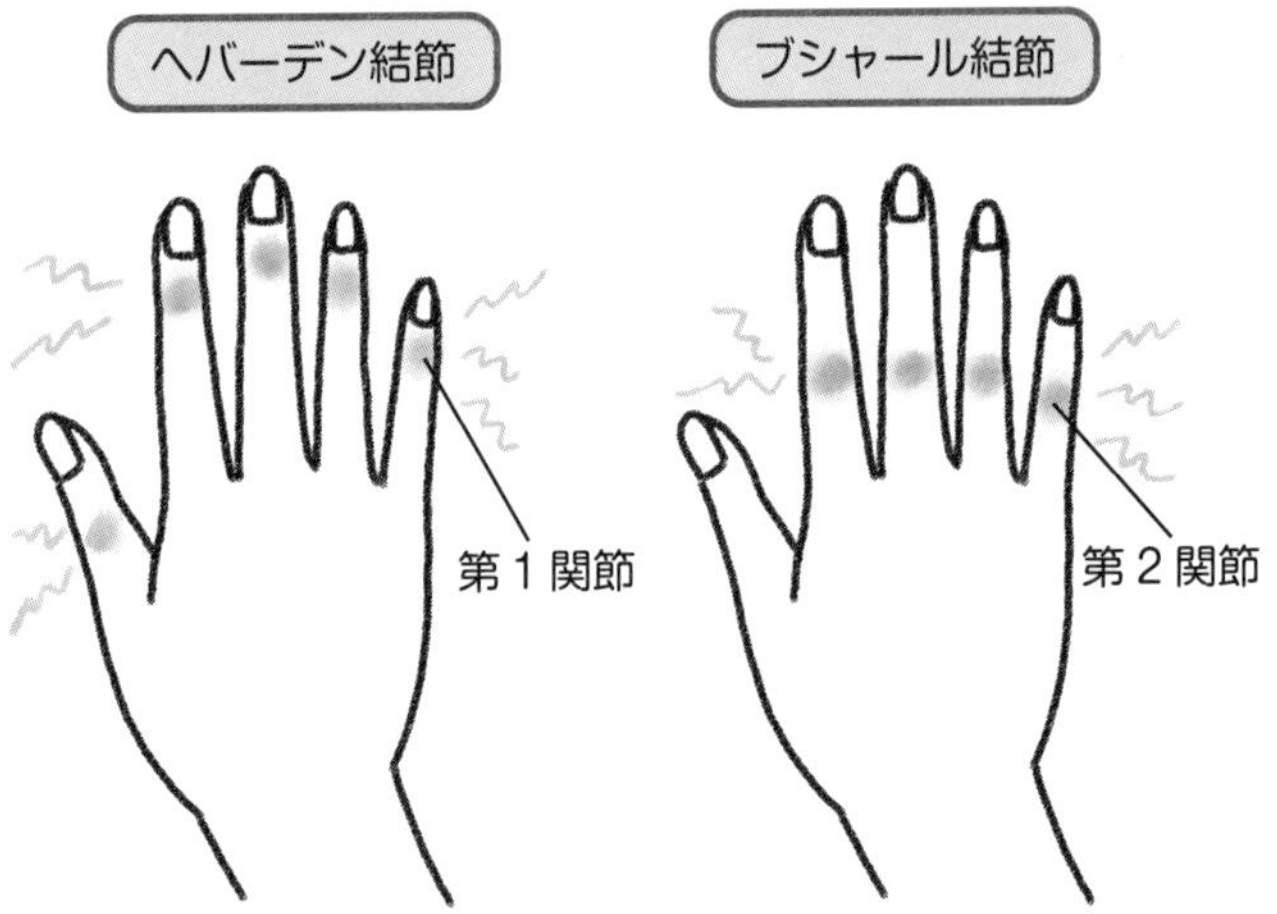

ヘバーデン結節は、初めに指の第1関節に痛みが出て、その後、コブ（結節）のように腫れたり、先が曲がり、変形が目立つようになったりします。

ブシャール結節は、症状がおこるのが第2関節であるだけで、ヘバーデン結節と症状は同じです。

明らかな原因は特定されていませんが、関節痛に対してはエストロゲンの補充が有効です。気づいたら早めに医師に相談しましょう。

⑦糖代謝機能の低下で、糖尿病にも

エストロゲンは、血中の糖をインスリンの作用で取り込んで、エネルギーに変える（糖代謝）機能に作用しています。エストロゲンの減少によって糖代謝機能が落ちると糖尿病のリスクも高まります。

⑧筋力低下は転倒リスクだけでなく、いびきにも関連

エストロゲンが減少すると筋肉量が減って筋力が低下し、転倒リスクが高まります。また、気管周りの筋力が低下すると、いびきをかきやすくなります。エストロゲンの減少で太りやすくなることで、気道周りに脂肪がついて気道が狭くなることも、中高年女性のいびきの原因となります。気道が狭くなると、いびきだけでなく、睡眠時無呼吸症候群の発症リスクが高まるので注意が必要です。

スマホの睡眠アプリでは、睡眠中のいびきや無呼吸のチェックができますので、ぜひ使ってみてください。

複合的なトラブルのＧＳＭ（閉経関連尿路生殖器症候群）

エストロゲンの減少に伴う外陰周りのトラブル（尿もれ・頻尿の他、腟の萎縮、子宮脱など）をまとめてＧＳＭ（閉経関連尿路生殖器症候群）と呼びます。これは骨盤底筋の筋力の衰え、エストロゲン減少に伴う皮膚の水分保持力の低下、遺伝的体質などが原因とされています。

まず、骨盤底筋の筋力が衰えていないか、チェックをしてみましょう。以下のどれかに当てはまる人は、筋肉の緩みが疑われます。

- くしゃみをしたときや重い物を持ち上げたときに、尿もれする。
- 子宮が下がってきた感じがする。
- 椅子や自転車のサドルに何かが当たる違和感がある。
- 夕方になると股間に異物感がある。

尿もれや頻尿という尿トラブルは、トイレが不安で引きこもりがちになったり、夜間のトイレの回数が増えてよく眠れない理由になったりと、生活の質を低下させる理由になります。

閉経前後の女性の尿もれ・頻尿の原因は、主に以下の2つです。

- **腹圧性尿失禁**：加齢、肥満、便秘などにより腹圧が高くなった際にもれてしまう。
- **切迫性尿失禁（過活動膀胱）**：尿が溜まっていないのに膀胱が過剰に収縮して、過敏な動きをするために、突然、尿意を催してもれてしまう。

経腟分娩を経験された方、産後に尿もれを経験された方などにおいて、くしゃみをしたときや、重い物を持ち上げたときに尿もれするようなら、骨盤底筋の筋力低下が原因として考えられます。

また、加齢や肥満、便秘などによる慢性的な腹圧で骨盤底に負担がかかったときに、骨盤底筋の筋力が低下していると、膀胱、直腸、子宮などの臓器が膣から出てきてしまうことがあります。

予防のため骨盤底筋のトレーニングとしてワイドヒップリフトとワイドスクワットをご紹介します。

この他に、排尿日誌を書いて、水分の適正にとり、尿を溜める習慣を作ることも効果的です。

日付、起床時刻、就寝時刻、排尿時刻と排尿量、切迫感の有無、尿もれの有無・量、飲んだ水分量などを記録するもので、自分で排尿状態や尿もれの原因を把握することができ、それを持って受診すると、診断にも役立ちます。

骨盤底筋のトレーニング① ワイドヒップリフト

①

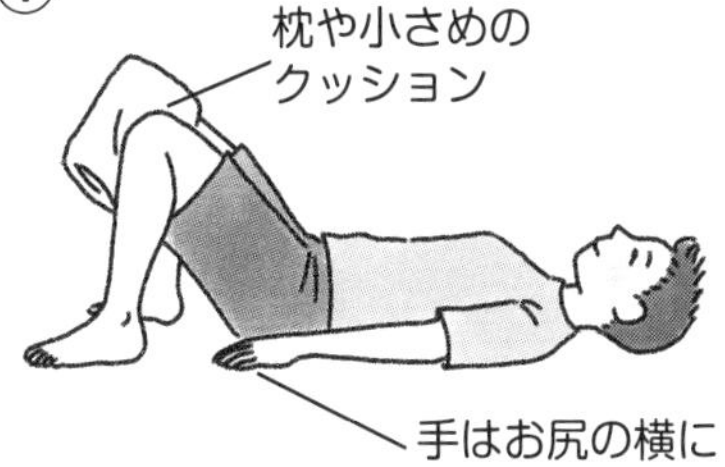
枕や小さめの
クッション
手はお尻の横に

足幅を広めにとり、仰向けに膝を立てます。四つ折りにしたタオル、枕、小さめのクッションなどを膝の間に挟みます。

②

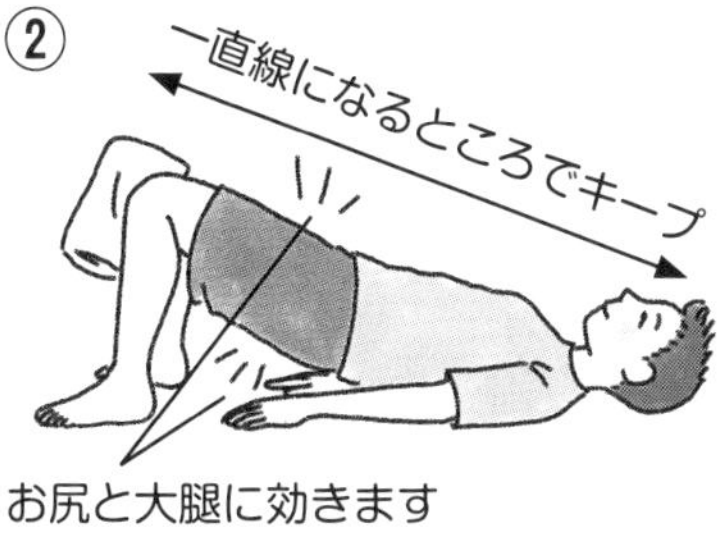
一直線になるところでキープ
お尻と大腿に効きます

お尻をキュッと持ち上げて、首から膝が一直線上になるところでキープ。4 秒で息を吸って 6 秒で吐き、背骨を上から 1 つずつ床につけるようにして①に戻します。

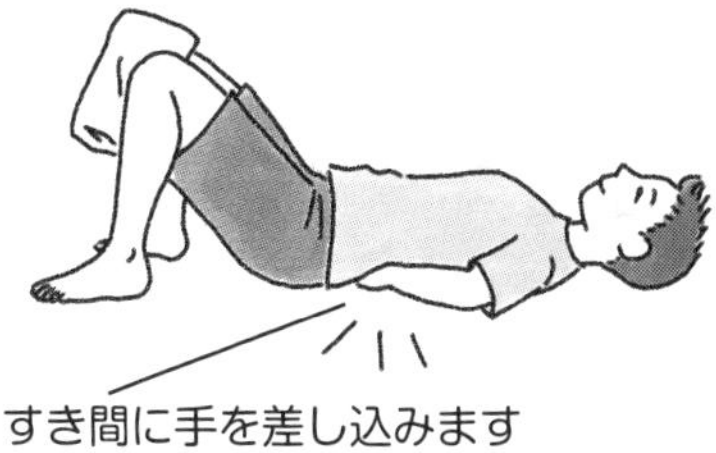
すき間に手を差し込みます

お尻が持ち上がらない人は、背中のすき間に手を差し込み、お尻を引き締めながらグッと上げ、おへそを床のほうに押し込むようなイメージで手で腰のあたりを持ち上げて介助します。

1 日 3〜6 回くらい行いましょう。

骨盤底筋のトレーニング②　ワイドスクワット

①

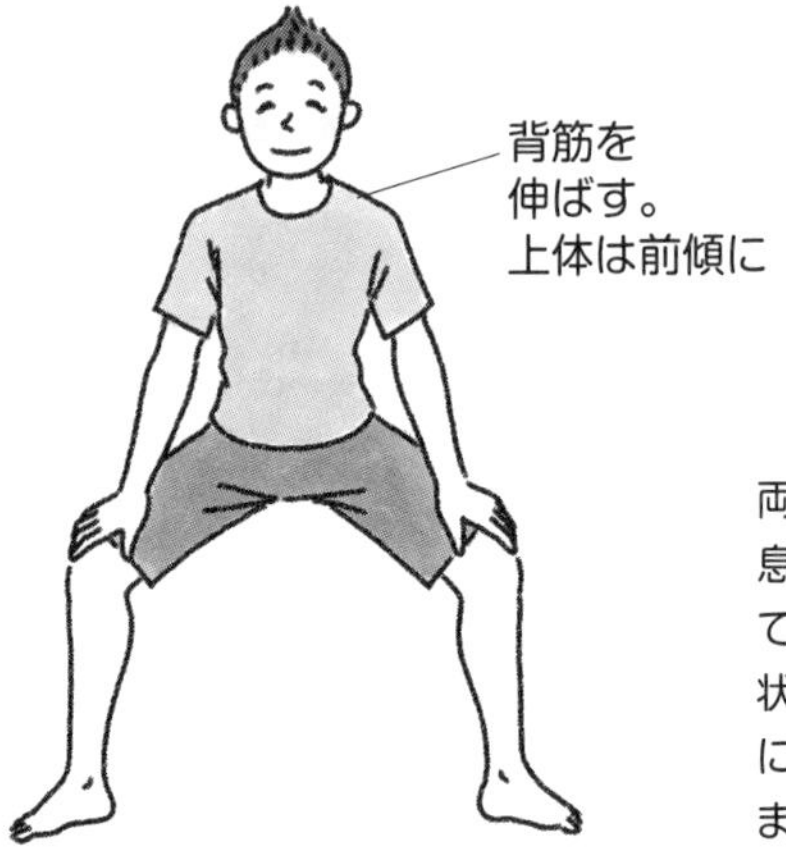
背筋を
伸ばす。
上体は前傾に

両脚を肩幅よりも広く開き、息を吐きながら、膝を曲げて腰を落とします。
状態を前傾させ、両手を膝に置き、背筋と肘は伸ばします。

②

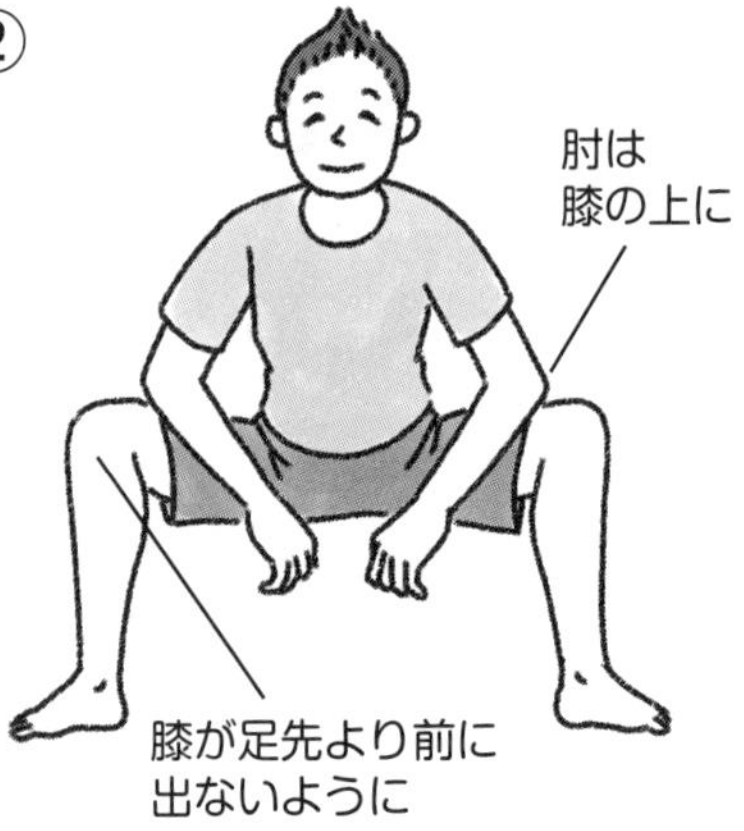
肘は
膝の上に
膝が足先より前に
出ないように

さらに深く太ももが床と平行になるまで膝を曲げていきます。肘は膝の上に置き、膝が足より前に傾かないようにします。

息を吐きながらお尻の穴の前あたりをキュッと締めて９秒キープ。

その他の気をつけたい病気

エストロゲンの減少が原因ではなくても、女性がかかりやすい婦人科系の病気があります。また、がん全体の罹患率は年齢と共に上がりますので、健診とセルフチェックは定期的に行いましょう。

①子宮頸がん

特に30～50歳代で多いがんで、性交渉によりＨＰＶ（ヒトパピローマウイルス）に感染することから発症します。そもそも性交渉の頻度が下がる年代においてはリスクが低くなります。

子宮頸がん健診で早期発見が可能ですので、定期的にチェックしましょう。

②乳がん

乳がんは40代以後に発症のピークを迎えます。

出産経験がない人、生理のある期間が長かった人、アルコールを飲む習慣がある人、肥満の人、喫煙習慣のある人、糖尿病の人、家族歴などもリスクになります。

初期は無症状のことが多いです。早期に発見して治療をすれば5年生存率は90％以上ですので、2年に1度の乳がん検診と月に1度のセルフチェックをかかさず行いましょう。

乳がんのセルフチェック

1　両手を頭の後ろで組んで、乳房の色・形に異常がないか確認（くぼみ・膨らみ、ただれ・変色、ひきつれなど）。

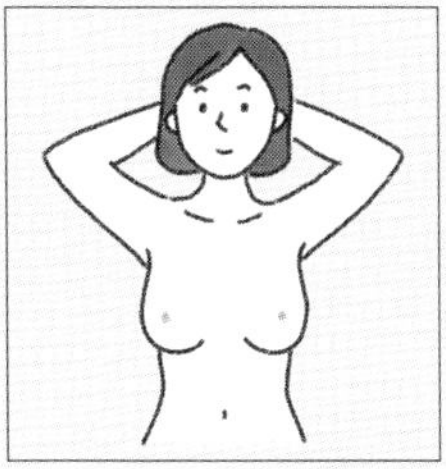

2　乳房やわきの下を４本の指で「の」の字を描くように触ってしこりがないか確認。

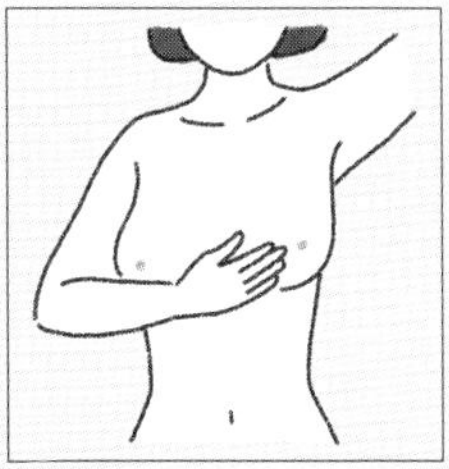

3　乳頭を軽くつまんで血が混じったような分泌物が出ないかを確認。

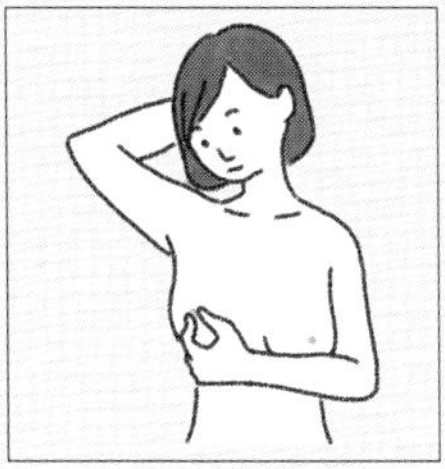

4　仰向けに寝た状態で乳房を触り、しこりがないか確認。

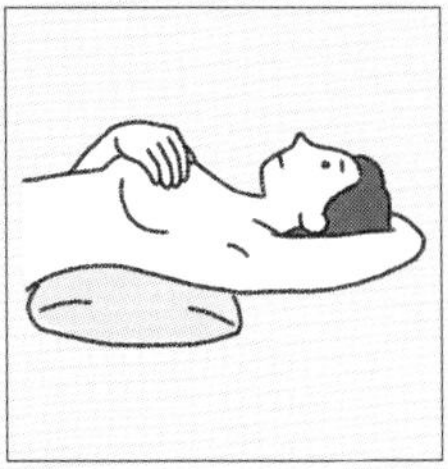

第5章

50歳からの不調への対策

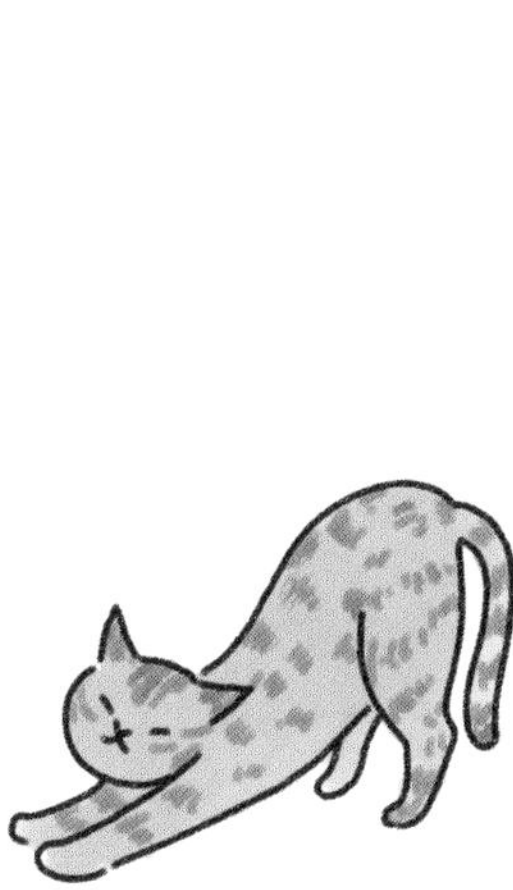

閉経後の不調への主な対策は
ホルモン補充療法（HRT）とエクオールサプリメント

更年期後半から始まる、エストロゲンが欠乏することによる不調対策には、

・**エストロゲンを足す「ホルモン補充療法（HRT）」**

または

・**エストロゲンに似たものを足す「エクオールサプリメントの摂取」**

が効果的です。この2択しかないと言っても過言ではありません。

一般的に、閉経後10年以内の方は、HRTでエストロゲンを補充する方法、閉経から10年以上経過した方

閉経後の主な不調対策

・閉経後10年以内：HRT開始
・閉経から10年以上：
エクオールサプリメントの摂取

は、エストロゲンに似た作用を持つエクオールサプリメントの摂取をおすすめします。

①HRTとは

卵巣機能が低下し、エストロゲンが足りなくなっているためにおこる不調であれば、足りないものを足せばいい。これがHRTの考え方です。

HRTでは、生理周期が安定していた頃に分泌されていたエストロゲン量の約3分の1の量を足すことで、様々な不調が緩和できることが知られています。40代以降、乱降下しながら減っていくエストロゲン量の変動が、更年期世代の女性の不調を引きおこします。少しエストロゲンを足すことで、アップダウンを減らしてなだらかな下り坂にします。

50歳頃からHRTを始める主なメリットに、以下のようなものがあります。

・骨密度の低下を抑える。骨粗鬆症、骨折予防に。
・血中コレステロール値を下げる。動脈硬化の予防に。
・皮膚のコラーゲン量の減少を抑える。肌のシワ、たるみ、膣の萎縮の改善。

一方で、主なマイナートラブルとしては、以下のようなものがあります。

・不正性器出血
・乳房の張りや痛み
・腹部の張り
・頭痛
・だるさ、吐気

主にＨＲＴが受けられない人は以下の通りです。

・重度の肝臓疾患のある人
・乳がんの治療中の人＋乳がんの既往
・妊娠が疑われる人
・血栓塞栓症のリスクがある人
・冠動脈疾患の既往のある人
・脳卒中の既往のある人
・高血圧、糖尿病

その他、肥満、喫煙、飲酒などの生活習慣も注意が必要です。

ＨＲＴでは、エストロゲンを単独で補充することで高くなる子宮体がんのリスクをもう一つの女性ホルモンである黄体ホルモンも併用することでカバーするのが一般的です。

閉経している方は、エストロゲンと黄体ホルモンをずっと併用します。初めはたまに出血することもありますが、そのうち出血しなくなっていきます。
特に、生理がこなくなっていたのにまたきてしまった、とHRTを中止してしまうケースがありますが、ホルモンを補充しても、いずれ出血しなくなります。一時的な出血の変化はありうると考えていただくとよいでしょう。その他の症状も多くの方は続けるうちに治まってきます。詳しくは主治医に相談してください。

HRTは、更年期の不調に対してファーストチョイスであり、欧米諸国においては更年期女性の40％前後がHRTを選びますが、日本ではまだそこまで浸透していません。過去の「HRTを行う女性は乳がんになりやすい」という研究結果が大々的に報道されたことによるイメージのためと思われます。その後のHRTにおける乳がんリスク研究報告として、5年前後の継続でリスクは上がらず、5年以上続ける場合はアルコールを飲む習慣がある人と同程度もしくはそれ以下のリスクだと報告されています。つまり、生活習慣と同じくらいのリスクであり、得られるメリットを正しく受けとめていただければと思います。また、黄体ホルモンの種類を天然型に変えることで乳がんのリスクも大幅に下げられることが報告されています。

一方で、投薬方法によって、よりリスクを下げることができることも知られるようになりました。飲み薬ではなくエストロゲンを皮膚から吸収させることによって血栓症や心筋梗塞の発症リスクは増加しません。HRTでは、飲み薬以外にジェル状の塗り薬やシールの形の貼り薬、膣剤の薬を選ぶことも一般的です。また、エストロゲンにプラスする黄体ホルモンの薬によって乳がんのリスクも下げられることがわかっています。1か月の薬代は保険が適用され、1000～3000円程度です。

また、性交痛への局所的な対処法としては、膣錠のタイプのエストロゲン製剤を単独で使用する方法があります。

開始は閉経前から閉経後早期がおすすめです。数カ月で症状が改善して中止する方もいらっしゃいますが、更年期後からの不調に対して継続することもおすすめです。

HRTのメリットとリスクを正しく知って、HRTの選択を検討していただけたらと思います。

②エクオールサプリメントとは

ＨＲＴ以外にエクオールサプリメントを摂取するという選択肢もあります。

一部の植物には女性ホルモンに似た物質のエストロゲンが含まれていて、摂取すると腸内細菌によって活性の高いエストロゲンに似た物質に変わることがわかっています。「大豆イソフラボンが女性の健康にいい」と聞いたことのある方もおられるのではないかと思います。

大豆イソフラボンの一つである「ダイゼイン」が腸内細菌によって代謝されて作られるエクオールという成分の化学構造式が、エストロゲンの化学構造式にとてもよく似ていて、エクオールがエストロゲンに似た作用を担うというわけです。汗やほてりのような更年期障害などに十分に効果があるということが知られています。

ただ、すべての方が大豆食品をとればエクオールに変換できるわけではなく、エクオールを作れない方が一定数おられます。日本人女性の場合、２人に１人が自分ではエクオールを産生できないことがわかっていて、こうした方はエクオールサプリメン

エクオールが作られるまで

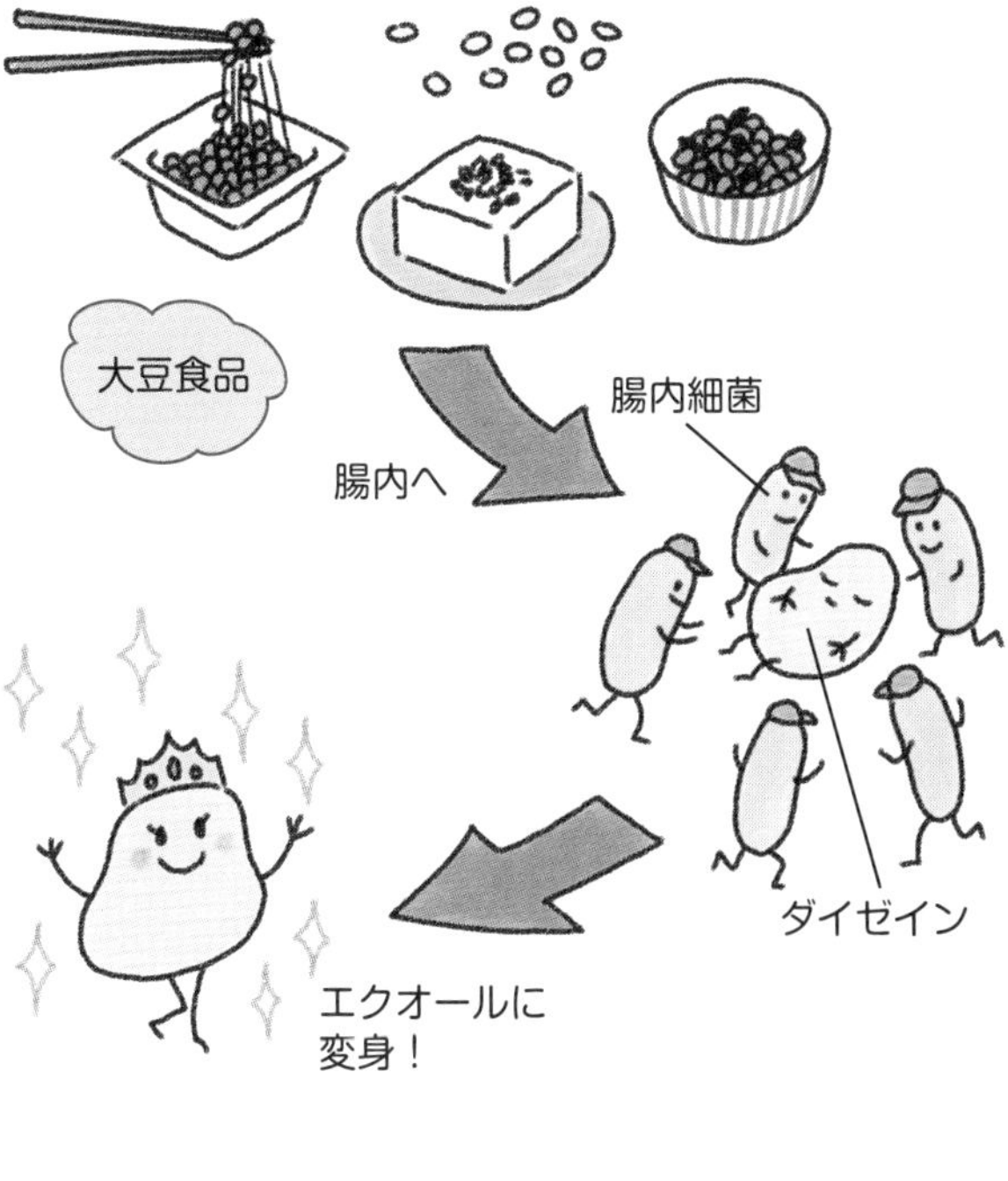

トを摂取することでカバーできますのでおすすめします。科学的な根拠を持つエクオールサプリメントを飲み続けると、汗やほてりが3カ月くらいで改善されるという報告がすでに知られています。また、深いシワが浅くなっていく、骨にもプラスの作用がある一方、男性も含め薄毛にも効果が期待できます。

大豆食品をとることによってエクオールを作れる方は、大豆食品を積極的にとりましょう。1日に納豆1パック、もしくはコップ1杯の豆乳が目安です。

エクオールを産生できる腸内細菌を持っているかどうかは、ソイチェックという検査キットで調べられます。WEB上で購入し、尿を詰めて郵送すると、エクオール産生菌がいるかどうかを知ることができます。私はエクオールを作れないタイプであり、サプリメントでとっています。

閉経後の漢方薬使用は補助的

漢方は、更年期の揺らぎの時期の不調に対しよく用いられますが、閉経以降のエストロゲン欠乏症状に対するメインの選択肢にならないことが多いです。

閉経前の不調であれば、女性に対しての三大漢方と呼ばれているような「当帰芍薬散《とうきしゃくやくさん》」「加味逍遙散《かみしょうようさん》」「桂枝茯苓丸《けいしぶくりょうがん》」といった、冷え、イライラする、めまい、肩がこる、腰が痛い、ほてるという症状に効く漢方を選ぶことが多いです。

また、頭痛に対しては「葛根湯《かっこんとう》」「呉茱萸湯《ごしゅゆとう》」「釣藤散《ちょうとうさん》」などを使用します。

生活習慣の改善①：食事

3食バランスよく食べることが、健康なからだ作りの基本です。食べたいものを食べたいときに食べていると、摂取カロリーが過剰になったり、特定の栄養素が不足したりする恐れがあります。

また、自己判断で「炭水化物は太るからとらない」「たんぱく質だけとる」といった極端に偏った食べかたをしないことも大切です。三大栄養素の炭水化物（糖質）、たんぱく質、脂質をバランスよくとり、食物繊維やビタミン・ミネラルを補っていきましょう。

たんぱく質・脂質・炭水化物のカロリーバランスは、たんぱく質13～20％、脂質20～30％（飽和脂肪酸は7％以下）、炭水化物50～65％がいいとされています（18～49歳、厚生労働省の「日本人の食事摂取基準」２０２０年版）。

たんぱく質・脂質・炭水化物

たんぱく質	酵素やホルモン、筋肉や骨を作る材料になる。肉や魚、大豆製品、乳製品などに含まれる。
脂　　質	細胞膜やホルモンの材料となる。オリーブ油、アボカド、ナッツ類などの脂は美肌を助ける役割もあり。オメガ3系の不飽和脂肪酸はまぐろや鮭などの脂の多い魚などに多く含まれ、血中の中性脂肪を減少させる効果がある。
炭水化物	ごはんやパンなどに多く含まれる。過剰に摂取すると肥満などの原因になるが、不足するとからだや脳機能を動かすためのエネルギー源なので神経への影響が起こる。

理想は一汁三菜＋牛乳

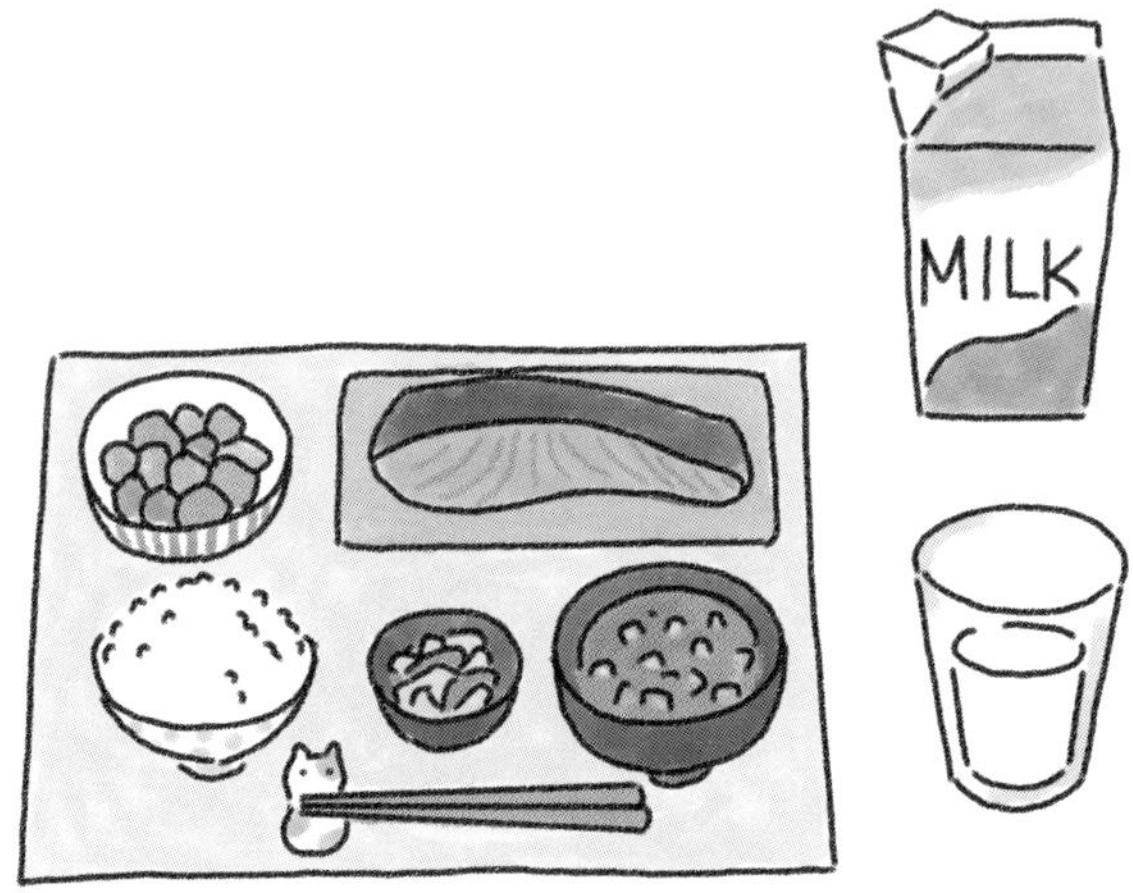

ベジタリアンは閉経が早いので要注意！

食事に対する意識を継続することが重要ですから、「1週間単位で帳尻を合わせられたらOK！」くらいの気持ちでゆるく始めてみましょう。農林水産省のホームページでは、どの食材をどのくらい食べればよいかの目安をイラストにした「食事バランスガイド」を公開していますので、参照してみてください。(https://www.maff.go.jp/j/balance_guide)

理想の食事は、一汁三菜です。

ご飯、味噌汁、納豆、焼鮭、サラダや野菜の煮物。これに牛乳をコップ1杯つければ、栄養バランスは満点です。

それから、ベジタリアンは一見、ヘルシーに見えますが、偏りすぎた食生活は閉経を早めます。

また、喫煙（受動喫煙を含む）で、エストロゲンの減少が加速すると言われています。

閉経前では、動物性の脂の摂取が少なすぎるとエストロゲンの材料が足りず、卵巣機能を低下させる原因になります。ただ、とる脂が多すぎると、卵巣への血管も動脈硬化をきたし、早めに卵巣機能を低下させる恐れがありますので注意しましょう。

美穂先生おすすめの食事

1日を通しての意識

・飲み物から糖分をとらない

①朝食

・しっかり食べる

・理想の食事は、日本の朝ご飯。ご飯（炊きたての白米LOVE。卵かけご飯のときも）、味噌汁（フリーズドライ）、納豆＋めかぶ。牛乳をコップ1杯つければ、栄養バランスは満点

・味噌・納豆などの発酵食品を継続的にとる

・おなかがすかないときはトマトジュースと豆乳を1対1で混ぜて飲むのがおすすめ

②昼食

・たんぱく質を意識する。しっかり食べる

・食べすぎると血糖値が急に上がってからだが疲弊するので注意！

※間食はたんぱく質（枝豆、ナッツ、ゆで卵など）

③夕食

・寝る4時間前、8時までに。特に炭水化物は控えめに

生活習慣の改善②：適度な運動習慣

更年期以降をまあまあ元気に過ごすために、運動習慣を身につけることはとても大切です。また、更年期にみられる不調のうち、肩こりや腰痛、眠れないなどに対しては、昼間の運動で緩和できたりもします。

さらに更年期の鬱状態は、運動を習慣にしている人のほうがなりにくく、運動の頻度を上げることによって鬱状態が緩和できるという報告もあります。

また、運動によって骨密度の低下を予防できます。

まとめますと、運動には以下のようなメリットがあります。

・心血管系を強くする。
・やせる。
・姿勢がよくなり、若く見える。
・関節や筋肉を柔らかくし、筋肉量を増やす。肩こり、腰痛の改善。
・骨密度の低下を予防し、骨を強くする。
・血液の状態を良くする。
・免疫機能が高まる。
・うつ状態を緩和。ストレス耐性をつける。意欲を高める。
・不眠の改善。

運動の中でも、私はヨガを皆さんにおすすめしています。著書で紹介したりイベントなども開催したりしていますので興味のある方は体験してみてください。

生活習慣の改善③：睡眠時間の確保

もう一つ大切なのは、睡眠時間の確保です。

私たちの健康の三要素は、食べること、動くこと、休むこと。でも、十分に睡眠時間が確保できている方はそう多くありません。十分な睡眠をとれた次の日は元気で前向きで、人にも優しくなれる、というような経験をされたことがある方も多いと思います。一方で、睡眠不足の日にささいなことでイライラして自己嫌悪に陥ってしまったりした経験はありませんか？　まずは睡眠時間をしっかりと確保することで、メンタル的な不調を減らすことができることを覚えておいていただきたいです。

ゆっくりお風呂に入るなど、リラックスして入眠できる環境を作ることも大事です。

おすすめの入浴のしかた

寝る１～２時間前までに、入浴剤のアロマ効果でリラックス

半身浴：みぞおちまで。長くつかって汗をたくさんかくことで体温調整効果

全身浴：短い時間で温まりたいときに

半身浴

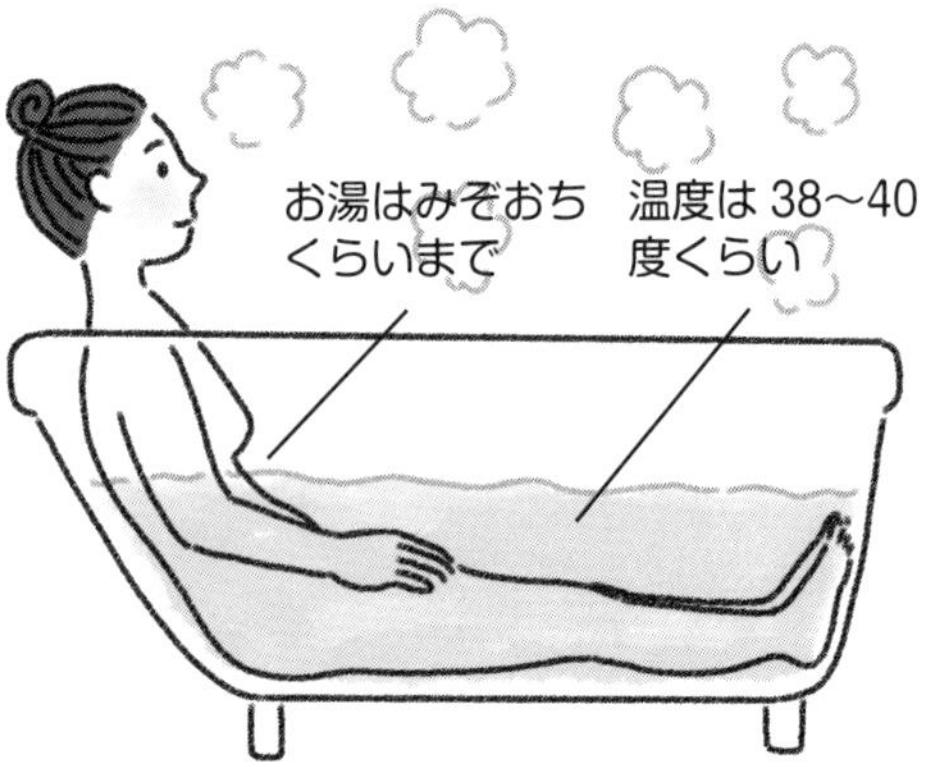

質の良い睡眠のためのポイントには以下のものがあります。

・夜になったら、照明は明るすぎないように。
・スマホは寝る2時間前までに。使うなら背景を黒くする。
・ゆったりした着心地のパジャマを着る。
・夕方以降はカフェインの入っていない、白湯、ハーブティー、ミルクなどでからだを温める（飲みすぎに注意）。
・11時には消灯。
・夜中に目が覚めてもスマホを見ない、明るい電気をつけない。

寝る前に軽いヨガストレッチをすることもおすすめです。1つ、ご紹介しましょう。

腰周りをほぐす、ワニのポーズ

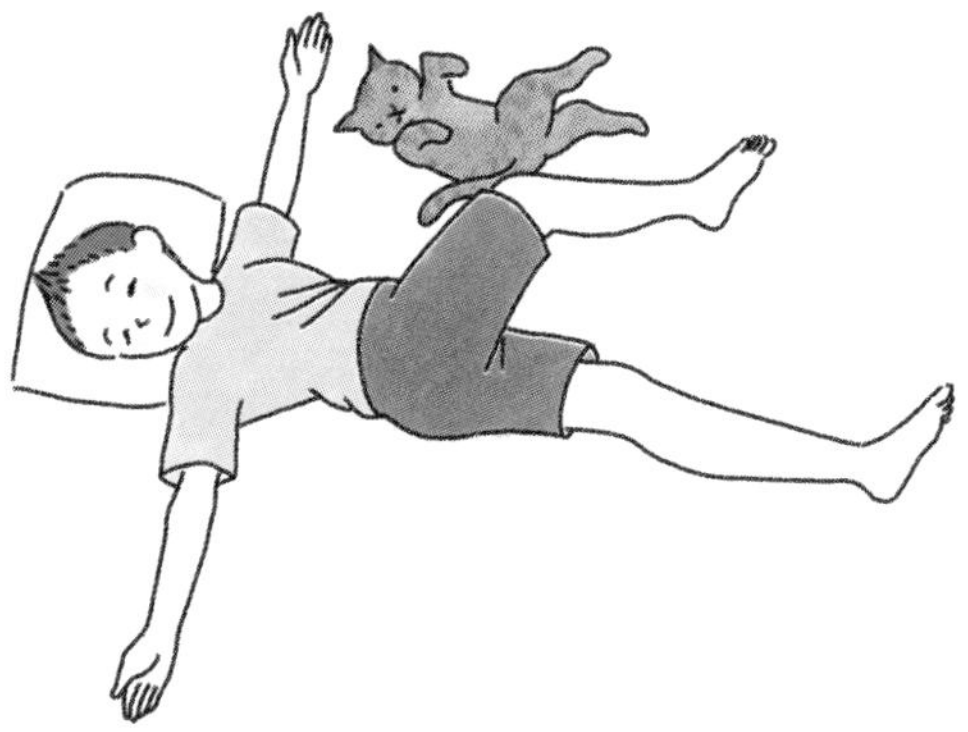

仰向けになって両手は真横に広げ、足を伸ばし、片足を挙げながら反対側に倒します。10秒したら反対側も行います。これを2セットします。

第6章

教えて美穂先生！ こころのモヤモヤの晴らしかた

最後の章では、日頃50～60代の皆さんから寄せられるご質問の中で、よく聞かれるものを取り上げてみます。からだだけでなく、こころも健康に保ちたいものです。

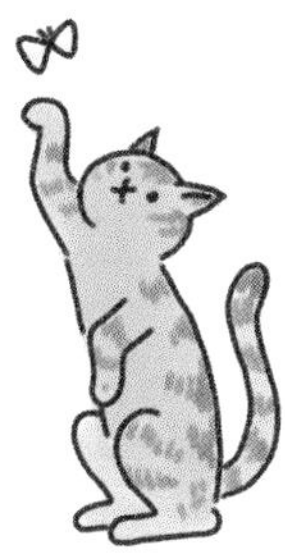

① シワ、白髪が気になって、鏡を見るたび老けていく自分が悲しくなります

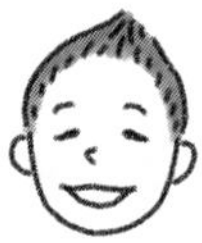

はっきり言って、加齢性の変化は誰にでも起こることであり、しかたのないこととして受け入れるしかありません。美容クリームを塗ってお肌をもちもちにしたり、白髪染めをして若々しく見せることもできますので、できる対策をなさるのもよいのではないかと思います。

でも、年齢を重ねた方ほど、見た目の年齢と実年齢の違いに個人差が大きく出てきたりします。この差は何か。私は、クリニックでの診察のときに、体格やお肌、顔色、服装などで「大体このぐらいのお年かな」と目安をつけてからカルテで年齢を確認するのですが、見た目の年齢が若いなあと思う方の多くは、ヨガなど何かしら運動習慣を持っておられる方です。

見た目年齢に影響するのは、お肌の若さ（シワ、シミ、くすみなど）、姿勢（猫背ではないか）、髪（＝白髪、パサつき）、服装などでしょう。ヨガを習慣にされている方は、背筋がスッと伸びていて姿勢が良く、代謝も良いので顔色も明るい方が多いように感じます。すがすがしい明るい表情、管理された引き締まった体形も若々しく見えます。

年齢が高めの方で素敵だなと思うのは夏木マリさん。綺麗な方が綺麗なままでいるのはやはりすごいことで、きっと努力をされてるのだと思います。

私の考える最高のアンチエイジングは、1つ目に若々しい弾力性のある血管を保つ、2つ目にしっかりとした骨を維持する。そして、3つ目にその骨を動かすための筋肉を維持すること。そのためにも50～60代の女性にはもっと運動習慣を持ってほしいと願うわけです。あと、若々しくいるために大事なのは、こころ持ち。新しいことへのチャレンジや学び続ける姿勢は、若々しくいるための条件だとも思います。

② 20年近く子どものように思って暮らしてきた愛猫が旅立ち、何をする気にもなれません

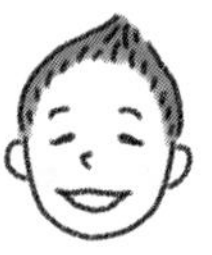

20年近く一緒に暮らしていたということは、おばあちゃん（おじいちゃん？）ねこさんだったのでしょう。家族同然に暮らしてきたねこさんが亡くなって落ち込むのは当然だと思います。私のうちにも一男二女のねこ様たちがいますので、お気持ちは十分わかります。

今は、淋しくてつらい感情を無理に隠す必要はありません。愛するものを失った喪失感は相手が人間でも動物でも想像以上のダメージです。特にあなたが50～60代であれば、20～30代よりも立ち直りに時間がかかるでしょう。

でも、時間が経てばきっと「いつも一緒にいてくれてありがとうね」と感謝の気持ちを持って、ねこさんとの想い出を笑って話せるときがくると思います。ただ、今の

悲しみにどこかで区切りをつけて、ねこさんとの想い出はこころの箱に大切にしまい、あなたは前を向いて生きていかなければなりません。

犬やねこなど、ペットの寿命は人間より短い。ペットのほうが先に亡くなるということは、あなたも、家に迎え入れたときからわかっていたと思います。これがもし逆転して、あなたのほうが不慮の事故や病気などでねこさんを置いて先に天国に行ってしまったらどうなっていたでしょうか？　誰も引き取り手がいないなんてこともありうるわけです。そう考えると、優しい飼い主のあなたに十分可愛がって、看取ってもらって天国に行ったねこさんは、きっと幸せな生涯だったと思います。あなたは、しっかり見送ったことを誇りに、いつかまた天国で再会できる日を楽しみに、気持ちに区切りをつけてください。

ペットロスが和らいできたら、新しいねこさんを迎え入れてもよいかと思います。ただ、そのときはそのねこさんより長生きできるかどうかを考えてからにしましょう。あなたが笑顔で元気に暮らすことを、きっとねこさんも願っていると思います。

③娘が孫を連れて遊びに来てくれるのはうれしいけれど、帰ってしまって一人になると淋しくてたまりません

お正月や夏休みに娘さんや息子さんがお孫ちゃんを連れてきて、ワイワイガヤガヤと過ごした後の台風一過。急に家の中がシーンとなって淋しくなってしまいますよね。

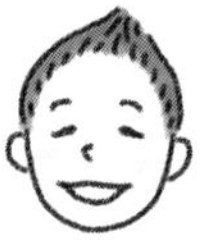

でも、もし毎日お孫ちゃんが来て騒いでいたら、あなたはくたくたになってしまうのではないでしょうか。また、息子さん夫婦と、お孫ちゃんの教育をめぐってささいなことでケンカが増えるかもしれません。

遠くにいて、たまにしか会えないから、その時間がいとおしくて貴重と思えるのも事実ではないかと思います。

一人暮らしの孤独を感じながらも日常に何か楽しさがあれば、次に会えるときまで充実した生活を送れると思います。例えば市区町村で開催している趣味サークルなどに入って気軽に話せる人ができれば、日常の孤独の淋しさはまぎれていくのではないでしょうか。

地域でのコミュニケーションの場があると、新しい情報も入ってきます。新しくできたお店に行ってみよう、美味しい洋食屋さんがあるらしいから行ってみようなど、アクティブに動くことで日常が忙しくなれば、自然と淋しさを感じる時間も減っていくことでしょう。

たまに来るお孫ちゃんは、甘やかして、好きなものを買ってあげて、「おばあちゃん、大好き」と言ってもらえるからいいのです。「何かあったらいつでも全面的に支援する存在」として、適度な距離感を持って接するのがおすすめですし、楽だとも思います。

④子どもや孫がいる友達がうらやましい。おひとりさまの人生でよかったのかなと考えてしまいます

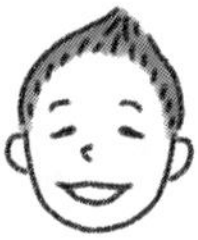

今の時代、ずっとシングルの方もいれば、離婚した方、夫に先立たれて一人で暮らしている方もいて、おひとりさまはそれほど珍しくなくなりました。コロナ禍以来、人との接触を減らす生活様式が選択肢にあがるようになったのもあり、おひとりさま向けのレストランや旅行ツアーも増えています。それに、「隣の芝生は青く見える」もので、あなたには楽しそうに見えているお子さんやお孫ちゃんがいるお友達も、他の大変さを抱えているかもしれません。

おひとりさまは誰かにお伺いを立てる必要もないわけですから、自由な生活のメリットに目を向けて謳歌しませんか。「北海道一周してみよう！」と思い立ったら即、実行できたりもするわけですし、「今日は一日ぐうたら寝ていよう」と思えば、誰にも

気兼ねなくできちゃうわけです。

あなたが思うほど、周りの人は一人で気ままに行動するあなたを特別視はしないと思います。人目など気にしないで、自分の気持ちに素直に動いてみましょう。

今、50～60代の女性は、20代で結婚して子どもを産んで……という選択が一般的だった時代を過ごしてきました。男女雇用均等法ができたとはいえ、家庭と仕事の両立が今以上に難しい時代でもあったので、バリバリ仕事をして結婚しない人生と、専業主婦として家庭を守るという人生のどちらを選ぶかで悩んだ方も多かったことと思います。「あっちの選択をしたら、今頃どうなっていたのかな?」と思うこともあるかもしれません。

でも、望むのであれば、今からでも違う人生を歩み出すことができます。資格を取ることだって、新たな仕事を始めることだってできるし、趣味の習い事などを始めることもできます。生涯のパートナーを見つけたいのであれば、婚活だってありです。ぜひ、「今からだって何を始めるのも全然遅くない」と思ってください。

⑤ 私にすれば信じられない発言をする人がいると、ついその人を否定するようなことを言ってしまい、後悔します

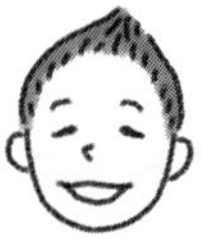

ズバリ！「私の経験からして、あなたの考えは間違っている」と言いたくなるのは、頭が固いせいかもしれません。年齢を重ねると、考え方に柔軟性がなくなってくると言われています。もしかすると、20年前のあなただったら「そうかなぁ」と思うだけで、スルーしていたのではないでしょうか。

それが金銭トラブルに発展しそうなことだったり、誰かを傷つけるような倫理的なことであれば「私はそうは思わない」ときちんと告げるべきだと思いますが、「○○でなければならない」「○○なんて絶対おかしい」と思うようだったら、それを口に

出す前に一呼吸おいて、それを言葉にするかやめておくか、考えてみるようにしましょう。

年齢を重ねて人生長くなれば、経験の積み重ねが違うので人それぞれ価値観も異なる、と割り切ることも大事です。共感し合える人ばかりではないことは、きっと今までのご経験からご存じですよね。

ただ、「この人、どうなの？」と思いながら付き合うのも、ストレスがたまります。そんな場合は、「距離を置いてほどほどの付き合いをする」ことをおすすめします。

例えば、サークル仲間で毎週顔を合わす人の場合は、「この人はこういう考えの人なのね」と思いながらみんなと話を聞くふりだけする。できれば、誰に対しても「そういう考えもあるよね」と聞き流す余裕を持っていたいです。

価値観の合わない人に気分を振り回されることなく、楽しく生活することに目を向けていきましょう。

⑥ 定年を迎えて毎日うちにいて私に指図する夫にイライラして、苦痛です

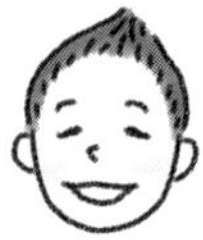

長年連れ添ってきた夫婦とはいえ、休日以外の日中のほとんどを別々の場所で生活してきたのですから、久しぶりに顔を突き合わせて四六時中過ごしていると「こんな人だったかしら？」と違和感を抱くことも少なくないと思います。

「私のことを部下だと思っているのかしら」という声や、一番面倒なのはお昼ご飯の支度、「12時前になると当たり前のように夫がダイニングの椅子に座って、お昼ご飯が出てくるのを待っているんです」というお話もよく聞きます。かといって、いきなり「明日からは自分でお昼ぐらい、作ってよ」と言うとケンカになりますので、徐々に自活モードになってもらうよう誘導することをおすすめします。

「私が病気になったときのあなたが心配だから」と言ってご飯ぐらいは自分で炊けるように教える、一緒に散歩に出かけて、途中でお惣菜を一緒に選んで買い置きしておくなど、だんだんにあなたの手を借りずともお昼ご飯ぐらいは自分で済ませられるようにしていきましょう。そうすれば、あなたは昼間、お友達と出かけて家を空けることもでき、気分転換が図れるようになるかと思います。

年齢によってパートナーとの関係・役割は変わってきます。

恋愛から始まって結婚して、子育てのパートナーになって子育てから解放されたときに、50歳を過ぎてまた恋愛の相手に戻れるかといったら大抵戻るのが難しいわけです。そこで関係性が破綻して、熟年離婚を選択するカップルもいます。

でも、パートナーシップというそもそもの互いの役割が変化したという考え方で夫婦関係を眺めてみると、互いが快適に暮らすために歩み寄ることができる部分が見えてくるのではないでしょうか。これからの人生で、相手に対して何を求め、何を求めないかを一度、考えてみてください。

⑦ 50歳を過ぎて、好きなアーティストの推し活をするのは恥ずかしいことでしょうか？

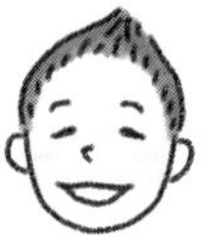

誰かを好きになって応援したくなる、という気持ちに年齢は関係ありません。ぜひ推し活してください、というのが私からのお返事です。

推し活をすると、「愛情ホルモン」「幸せホルモン」とも呼ばれるオキシトシンの分泌が増えるとされています。オキシトシンは、人とのスキンシップや誰かに親しみを持って愛情を注いだり、互いに助け合ったりすることで分泌が増加します。

オキシトシンが増えると、ドーパミンとセロトニンの分泌が増えます。ドーパミンは意欲の向上、セロトニンはストレスを緩和して精神を安定させる効果があります。

加齢によって、やる気が出ず、人生に悲観的になりがちな世代に、オキシトシンはとても効果的です。

推しのアーティストのライブに行くときに身だしなみを整えてオシャレをして、他人の目を意識することも、社会性を保つ上で大事なことです。歌ったり手を振ったりもよい運動になるので、一石二鳥ではないでしょうか。

また、同じ「推し」を応援する仲間ができれば、コミュニケーションの場が広がり、新しい知人ができることは新鮮な発見となります。たまには気の合わない人といさかいが起こることもあるかもしれませんが、それもほどほどのものなら、脳への刺激となるでしょう。遠征で地方のライブに行ったついでに、温泉に入ってリラックスというのも楽しいかもしれませんね。

お金をかけすぎたり、家族に迷惑をかけるほどのめり込んでしまうのはよくありませんが、日常へのスパイスとなる楽しみであればよいのではないでしょうか。

推し活で幸せホルモンをどんどん出して、元気はつらつな人生を送ってください。

⑧ スッキリした空間で暮らしたいけれど、なかなか物が捨てられません

思い入れのあるものが多すぎて捨てられない、いつか使うかもしれないし、もったいなくて捨てられない、面倒で重い腰を上げられない……。いろいろな理由でもはや「がらくた」と言える物で「汚部屋」化している方もいらっしゃると思います。

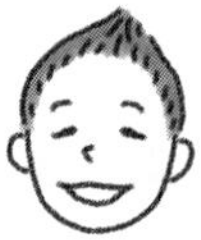

物を整理して不要な物は捨てたいのであれば、ぜひ「身軽に生きる」ことを目標に考えてみてください。

年を重ねるにつれて、物だけでなく、人付き合いなど、いろいろなものが増えていきます。若い頃のようにそこまでアクティブに動くことはできないし、やる気も薄らいでいきます。ため込んできたものをフル活用して生きることは難しくなってきます

し、物も人間関係もそれほど必要なくなっていきます。

なので、50代からは、意図的に手放して身軽に生きていく意識を持つことをおすすめしています。現状の自分に必要なものを残し、今の自分が快適に暮らせることを優先に考えてみましょう。

例えば、お子さんが独立して夫婦2人の生活になったなら、4人分のお茶碗、お皿は不要なわけです。お子さんが帰って来たときにはお客様用のお皿でもよいわけで、日常生活でよく使う物だけにすれば、キッチンも片付きますよね。

若い頃に買ったブランド物のハイヒールも、転倒のリスクが高まる50、60代ではまずはきません。ウォーキングシューズを、お気に入りの1足にできたらいいですよね。

人付き合いも同じです。淋しさを紛らわせるために何となくつながっている友達、興味がないけれど付き合いで参加しているサークルは終わりにして、たまにしか会えなくても自分のことをよく理解してくれる友達を大事にする、あとはご近所に「ごあいさつ程度」の知り合いがいれば十分、快適で安心な生活ができると思います。

⑨ 面白い話をして話の輪の中心になる人がうらやましいけれど、うまく会話に参加できません

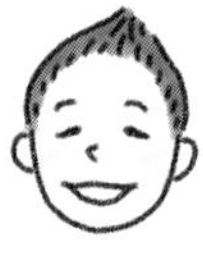

いつも面白い話題を提供して人を楽しませている人を見ると、うらやましくなってしまうのですね。性格によって、話し役が上手な人もいれば、聞き役が上手な人もいます。あなたは「私も何か面白いことを話さないと」と思っているかもしれませんが、話に相槌をうったり笑ったりするだけで、話の輪の中で聞き役としての良い立ち位置を築いているのではないかと思います。

弾丸のように話しまくる人がいたら、どのタイミングで発言すればいいかわからないし、私もそういうときには、黙ってニコニコ聞いているだけになったりしますね。

どうしてもみんなに聞いてもらいたい話があるときには「私の話も聞いてもらえませんか！」と手を挙げてみてはいかがでしょうか？　きっといつも聞き役をしてくれ

ているあなたが思い切って手を挙げたら、みんな好意的に聞いてくれるのではないかと思います。

「話し上手にならないといけない」「前向きに会話に参加しなければ、仲間にノリが悪いと思われてしまうかもしれない」と思っているとおしゃべりも楽しめないので、「雑談なんだし、輪に加わっていればいいか」くらいの気持ちでもよいと思います。

自分に対して厳しい人は、いつも不安と後悔を感じがちになります。何にでも真面目に取り組んで頑張るのは悪くないことですが、楽しくない、やってみてつらいならば、手放すのもありです。聞き役に徹する、仲間から離れる、という選択もあるでしょう。

もしあなたが大人数での会話に入り込んでいくのが苦手ならば、気の合いそうな人に声をかけて、2人でじっくり話す友人関係を築いていくのもよいと思います。

⑩ 70代、80代になってもハッピーに暮らすために50代からできることは何ですか？

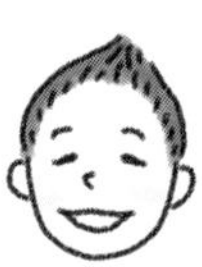

人生の曲がり角に相当する50～60代の女性の皆さんには、まず自分の生活を優先する考え方を持っていただけたらと思います。

車を運転していて曲がり角を曲がろうとしたときに、トップスピードで曲がる人はいないと思います。まずは減速して、安全に曲がり角を曲がりますよね。

人生の曲がり角を曲がるときも同じ。

スピードを緩めて、安全に曲がり角を曲がった後は、もう一度スピードを上げることもできるかもしれません。

今の自分のこころとからだに合ったライフスタイルか、生活環境か。1日の平均的なスケジュールを振り返って、リラックスする余裕が持てるように調整することも大切です。
快適でゆとりのある生活リズムが作られていたら、イライラしたり、泣きたくなったりするような緊張状態を回避できるでしょう。こうしたちょっとしたことがこれからの20年、30年のあなたの健康に大きく影響します。

あとは、若者に教えてもらう姿勢を持つことも大事です。自分より年齢が下だからという理由で、自分より知識がないとか未熟だとかいうような考え方を持たないこと。自分とはことなる世代からいろいろ学ぶことで、新しい知識が身につき、脳も活性化されます。

また、子育てから解放されてほっとしたけれど、こころにぽっかり穴が空いたような虚しさを感じておられる方。子育てでは、子どもができなかったことができるようになっていく過程を眺めているのが楽しかったけど、今では親御さんの介護で、できなくなっていく過程をみるのがつらい、という方もいらっしゃるでしょう。
そんな方に次に何を楽しみにすればいいのでしょう?と聞かれたときに、私は「誰かの役に立てるかも！という楽しみを持つようになるとよいのでは」とお話ししています。「子どもに対しての親」とか「職場での上司・先輩」という、今までの下の世代への役立ちかたからも解放されたときに、次はボランティアという社会での役の立ちかたはいかがでしょうか。

社会で役に立つ活動をされた方で言えば、オードリー・ヘプバーンさんが晩年、ユニセフの仕事をされていました。誰かの役に立つ行動は生きがいになると思います。

そして、運動習慣を持つこと。これは何度でもお伝えしたいところです。

この運動習慣は、例えば水泳で25メートル泳げる人が50メートル泳げるようになることを目指す必要はないのです。

今日25メートル泳げるなら、明日も、1週間後も、1年後も25メートル泳げることを目指して行うものです。

毎日少しでも運動を続けていれば、「今日できることが明日もできる」からだをキープできます。

今日できることが明日できなくなってきても、そのことに気づいて早めの対処が可能です。
空を見上げて、こころもからだも晴れ晴れと生きていきましょう。

[著者プロフィール]
高尾美穂（たかお・みほ）
医学博士・産婦人科専門医。日本スポーツ協会公認スポーツドクター。イーク表参道副院長。ヨガ指導者。婦人科の診療を通して女性の健康を支え、女性のライフステージ・ライフスタイルに合った治療法を提示し、選択をサポートしている。
NHK「あさイチ」や日本テレビ「真相報道バンキシャ！」などのTV番組への出演や雑誌の連載、SNSでの発信の他、音声配信アプリstand.fmで毎日更新される番組『高尾美穂からのリアルボイス』では、体や心の悩みから人生相談までリスナーの多様な悩みに回答。1300万回再生を超える人気番組となっている。
『いちばん親切な更年期の教科書【閉経完全マニュアル】』（世界文化社）、『心が揺れがちな時代に「私は私」で生きるには』（日経BP）、『大丈夫だよ 女性ホルモンと人生のお話111』（講談社）など著書多数。

教えて美穂先生！ 50歳からのこころとからだ

2024年6月1日　第1刷発行

著　者　高尾　美穂
発行者　唐津　隆
発行所　株式会社ビジネス社
〒162-0805 東京都新宿区矢来町114番地
神楽坂高橋ビル5階
電話 03(5227)1602　FAX 03(5227)1603
https://www.business-sha.co.jp

カバー印刷・本文印刷・製本／半七写真印刷工業株式会社
〈装幀〉荒木香樹（コウキデザイン）
〈イラスト〉峰村友美
〈本文デザイン・DTP〉マジカル・アイランド
〈営業担当〉山口健志　〈編集担当〉近藤碧

ISBN978-4-8284-2626-6